RÜCKENSCHMERZEN SELBST BEHANDELN

NATÜRLICHE UNTERSTÜTZUNG BEI ANHALTENDEN BESCHWERDEN

AUS DER BUCHREIHE SELBST BEHANDELN

BAND 2

VON

KATHRIN DREUSICKE

INHALT

Leidest du unter Rückenschmerzen und weißt nicht genau, warum?
Viele kennen den typischen Weg: erst zum Hausarzt, dann zum Orthopäden.
Doch oft bleibt die Ursache unklar, und die Behandlungsmöglichkeiten scheinen begrenzt. Krankengymnastik, ergonomische Möbel oder Wärmebehandlungen werden häufig empfohlen – und wenn das alles nicht hilft, landet man schnell bei Schmerzmitteln.

Doch es gibt eine andere, natürliche Möglichkeit, die viel zu selten berücksichtigt wird. Statt dich dauerhaft auf Medikamente zu verlassen, kannst du deine Rückenschmerzen auf sanfte Weise selbst behandeln – mit natürlichen Nahrungsergänzungsmitteln. Ohne Nebenwirkungen, ohne Chemie, aber mit nachhaltigen Erfolgen. Wusstest du, dass unser Körper 47 essenzielle Vitalstoffe braucht, um optimal zu funktionieren? Fehlt nur einer, können Schmerzen die Folge sein. Rückenschmerzen haben oft eine verborgene Ursache: einen einfachen Nährstoffmangel.

Dieses Buch zeigt dir, wie du deinen Körper durch gezielte Vitalstoffzufuhr unterstützen kannst. Gemeinsam mit etwas Bewegung und der richtigen Sitzhaltung kannst du deine Beschwerden lindern – ohne Schmerzmittel oder aufwändige Therapien.

Es ist an der Zeit, selbst aktiv zu werden. Warte nicht darauf, dass der Schmerz von allein verschwindet. Beginne jetzt mit deiner Selbstbehandlung und erfahre, wie du dich von Rückenschmerzen befreien kannst – auf natürliche Weise!

Wie Vitamin D und Magnesium unser Leben veränderten

Rückenschmerzen können das Leben zur Qual machen – das habe ich selbst erlebt, als mein Ehemann so starke Schmerzen hatte, dass er kaum noch laufen konnte.

Trotz regelmäßiger Physiotherapie und Behandlungen beim Orthopäden kamen die Schmerzen immer wieder zurück. Alle zwei bis drei Wochen brauchte er eine Schmerzspritze, um den Alltag bewältigen zu können.

Diese wiederkehrende Belastung führte dazu, dass wir sogar in unseren Flitterwochen eine Schmerzspritze mitnahmen – aus Angst, dass er auf dem Rückflug nicht mehr laufen könnte.

Dann kam der entscheidende Moment: Ich fragte den Orthopäden, was genau in dieser Spritze enthalten sei, und er sagte mir, dass neben zwei Schmerzmitteln auch »Vitamin D« enthalten war.

Das brachte mich auf eine Idee. Ich begann zu recherchieren und stieß darauf, dass Vitamin D eine wesentliche Rolle bei der Schmerzlinderung spielt – insbesondere in Kombination mit Magnesium, das notwendig ist, um Vitamin D im Körper optimal zu aktivieren.

Wir entschieden uns, selbst Vitamin D zusammen mit Magnesium einzunehmen, und die Wirkung war verblüffend: Die Rückenschmerzen meines Mannes verschwanden, und er brauchte keine einzige weitere Schmerzspritze mehr!

Stattdessen konnten wir unsere Flitterwochen unbeschwert genießen, und die mitgebrachte Spritze blieb ungenutzt.

Dank dieser einfachen und kostengünstigen Maßnahme haben wir unser lebenswertes Leben zurückgewonnen.

Nach dieser umwerfenden Erfahrung wollte ich, dass andere Menschen von diesen Erkenntnissen profitieren sollten.

Deshalb habe ich dieses Buch geschrieben – um dir zu zeigen, wie du mit natürlichen Vital-Stoffen deine Rückenschmerzen selbst lindern kannst.

Ich lade dich ein, mich auf dieser Reise meiner Forschung und Entdeckungen zu begleiten.

Warum dieses Buch mehr als nur Rückenschmerzen behandelt: Vitamine für jedes Lebensalter

In diesem Buch werde ich dir zunächst alles Wichtige über die Anwendung von Vitamin D und Magnesium zur Linderung von Rückenschmerzen vermitteln. Diese beiden Nährstoffe haben unserem Leben eine ganz neue Richtung gegeben – nicht nur in der Behandlung der Beschwerden meines Mannes, sondern auch als Prävention für unsere Gesundheit insgesamt. Das ist jedoch nur der Anfang.

Da wir alle älter werden und die Bedürfnisse des Körpers sich mit der Zeit verändern, möchte ich dir zusätzlich wertvolle Informationen zu weiteren Vitaminen und Mineralstoffen an die Hand geben. Diese können nicht nur den Anti-Aging-Prozess unterstützen, sondern auch speziell bei den Wechseljahren helfen, um das körperliche und seelische Wohl zu fördern.

Aber auch für die jüngere Generation ist gesorgt. Falls du Kinder hast, die unter bestimmten Beschwerden leiden oder du einfach ihre allgemeine Gesundheit fördern möchtest, erkläre ich dir, wie du die richtige Dosierung von Vitamin D und Magnesium für sie finden kannst. Die korrekte Anwendung dieser Vitamine ist besonders wichtig, da Kinder ganz eigene Bedürfnisse haben.

Es ist mein Ziel, dir in diesem Buch alles an die Hand zu geben, was du brauchst, um deine Rückenschmerzen effektiv selbst zu behandeln und gleichzeitig deinen gesamten Körper mit den richtigen Nährstoffen zu versorgen – und das auch im Hinblick auf moderne Anti-Aging-Strategien.

In diesem Buch habe ich die wichtigsten und aktuellsten Informationen für dich zusammengefasst, wissenschaftlich fundiert und auf verständliche Weise aufbereitet. Jetzt hast du die Möglichkeit, dein Wissen zu erweitern, deine Gesundheit nachhaltig zu fördern und dabei von den neuesten wissenschaftlichen Erkenntnissen zu profitieren – ohne Zeit zu verlieren, und mit fundiertem Wissen an deiner Seite, das dir hilft, sofort die richtigen Entscheidungen für dein Wohlbefinden zu treffen.

Alles Wissenswerte über Vitamin D

Warum brauche ich Vitamin-D?

Vitamin D ist der Taktgeber für die Zellteilung. Das aktive Vitamin D im Blut sagt den Zellen, wann sie sich teilen sollen und wann nicht.

Bildlich gesprochen ist Vitamin D der General im Krieg, der seinen Soldaten Bescheid sagt, wann sie wo zum Einsatz hin sollen. Fehlt der General, sprich, das Vitamin D im Blut, irren die Soldaten ziellos umher und können keinen geschlossenen Angriff vornehmen.

Wer glaubt, ohne ausreichend Vitamin-D gesund bleiben zu können, der irrt. ALLE biologischen Wesen werden vom Hormon Vitamin-D gesteuert seit Anbeginn des Lebens auf der Erde.

Man glaubt, dass die Dinosaurier ausstarben, weil der vulkan-wolken-verhangende Himmel die Sonne nicht durch ließ und der folgende Vitamin-D-Mangel die Eierschalen hat weich werden lassen, so dass sie unter ihrem eigenen Gewicht zerbrachen.

Und man glaubt, dass die Wikinger auf Grönland ausstarben, weil sie Ackerbau und Viehzucht betrieben. Das führte so weit im Norden zu einem massiven Vitamin-D-Mangel, der das Becken der Frauen zu schmal für eine Geburt werden ließ. Zur gleichen Zeit konnten die Inuit auf Grönland überleben, weil sie täglich große Mengen an Fisch aßen, der reichlich Vitamin D enthält.

Nun, da wir als moderne Menschen weder Lebertran hinunterwürgen, noch jeden zweiten Tag eine große Portion fetten Seefisch verzehren, haben wir viele unserer Zivilisations-Krankheiten unwissentlich selbst erzeugt.

Bis heute sind über 1000 Krankheiten bekannt, die durch Vitamin-D-Mangel entstehen.

1. Unsere Nahrung enthält so kleine Mengen an Vitamin D, dass es nicht mal ansatzweise ausreicht. Nur, als Gedankenspiel, falls du dein Vitamin-D allein über Nahrungsmittel bekommen wolltest:

• 30 Eier pro Tag

• 5 Liter Milch pro Tag

• 1 Kilogramm Thunfisch pro Tag

• 1 Esslöffel Lebertran pro Tag

Der tägliche Löffel Lebertran war in Deutschland üblich bis etwa 1970. In alten schwarz-weiß-Filmen oder im Kinderbuch »Heidi« wird die Ekel-Prozedur zum Thema gemacht. Damaös bekam jedes Kind 20.000 IU Vitamin-D pro Tag zusammen mit dem lebenswichtigen Omega3 durch das Lebertran, was krumme Knochen und Hyperaktivität bei den Kindern vermieden hat.

2. Unsere Haut kann selbst Vitamin D bilden, was leider nicht ausreicht, weil du in Deutschland lebst. Deutschland hat die gleichen Sonnen-Bedingungen wie Sibirien und Alaska. Eine ausreichende Vitamin-D-Versorgung durch die Sonne ist hier unmöglich, weil der Winter zu lang ist. Im Winter kann die Haut kein Vitamin-D herstellen, weil die Kraft der Sonne dafür nicht ausreicht.

Im Sommer bekommen wir durch viele Regen-Tage noch weniger Sonne als die Menschen in Sibirien und Alaska.

3. Vitamin-D kann in Deutschland nur vom 21. März - 21. September UND nur zur Mittagszeit von 11-15 Uhr gebildet werden. Wer durch einen Sommerurlaub im Süden ausreichend Vitamin-D bekommen hat, ist schon im November wieder »im Minus« und wird schwermütig und krankheitsanfällig.

4. Zudem ist bei über 40-Jährigen ist die Haut nicht mehr ausreichend in der Lage, selbst ausreichend Vitamin D zu bilden.

WARUM BRAUCHE ICH EIN VITAMIN-D-SETUP?

Das Vitamin-D-Setup bedeutet, dass du zu Beginn deiner Vitamin-D-Vorsorge einen besonderen Einstieg benötigst, um deinen niedrigen Vitamin-D-Spiegel auf ein gesundes Niveau zu heben.

Würdest du direkt mit der Vitamin-D-Menge starten, die du später zur Erhaltung deines gesunden Vitamin-D-Spiegels brauchst, dann würde es ein ganzes Jahr lang dauern, bis dein Vitamin-D-Spiegel im Blut auf das erwünschte und gesunde Niveau angestiegen wäre.

Bei Schwangeren oder bei Kranken ist es von besonderer Bedeutung, dass der Vitamin-D-Spiegel sofort auf das richtige Niveau gehoben wird, damit der Körper ausreichend Kapazität für eine Heilung bekommt.

Bei völlig gesunden und beschwerdefreien Menschen ist das Vitamin-D-Setup nicht soooo wichtig, denn nach einem Jahr der täglichen Vitamin-D-Einnahme sind auch sie »im grünen Bereich«. Erfahrungsgemäß haben jedoch auch die vermeintlich Gesunden kleine Wehwehchen, die mit dem richtigen Vitamin-D-Spiegel sofort heilbar sind wie z. B. schwere Beine, Albträume, Depressionen oder ständig kalte Hände.

Das Vitamin-D-Setup sollte idealerweise jedes Jahr einmal wiederholt werden, auch wenn du täglich dein Vitamin-D einnimmst. Denn: Immer wenn dein Körper mit einer besonderen Belastung kämpft oder auch immer dann, wenn du krank bist, verbrauchst du mehr Vitamin-D. Falls durch diesen Mehrverbrauch dein Vitamin-D-Spiegel zu niedrig geworden wäre, kann das jährliche Vitamin-D-Setup dies ausgleichen.

Dein jährliches Vitamin-D-Setup könntest du dir für jedes Ostern vornehmen. So ist deine Haut besser vor Sonnenbrand geschützt, denn Vitamin-D bildet einen Sonnenschutz von innen.

WIE GEHT DAS VITAMIN-D-SETUP?

Die Menge an Vitamin-D, die für deinen Körper passend ist, nimmst du mal 7.

Du errechnest also deinen Wochen-Bedarf an Vitamin-D.
Es kommt dabei eine hohe Zahl heraus, z.B. 70.000 IU.
Diese Wochenmenge nimmst du täglich ein, und zwar 4 Tage lang hintereinander. Innerhalb von diesen ersten 4 Tagen nimmst du insgesamt 280.000 IU ein.

Ein Rechenbeispiel:
Du wiegst 58 Kilogramm. Deswegen brauchst du täglich 10.000 IU Vitamin D.
10.000 mal sieben = 70.000 IU = dein Wochenbedarf.
Für das Vitamin-D-Setup nimmst du an 4 Tagen hintereinander 70.000 IU ein.
Falls deine Tabletten 10.000 IU enthalten, brauchst du 7 Stück pro Tag an den nächsten 4 Tagen. Im Anschluss kehrst du zu deiner Erhaltungs-Menge zurück:
Zu deinen 10.000 IU täglich oder zu deinen 70.000 IU wöchentlich.

Die Wiederholung eines Vitamin-D-Setups ist erst dann nötig, sobald du wieder in einem Vitamin-Mangel-Zustand geraten bist. Das wirst du nicht gleich an einer Krankheit erkennen können, aber jedesmal, sobald du **mehr als drei Wochen gar kein Vitamin-D** eingenommen hast, solltest du dein Vitamin-D-Setup wiederholen.

WARUM SOLL ICH VITAMIN-D TÄGLICH ODER WÖCHENTLICH EINNEHMEN?

Falls eine wöchentliche Vitamin-D-Einnahme organisatorisch besser zu deinem Leben passt, kannst du dir deine Wochen-Dosierung zum Beispiel für jeden Sonntag bereitstellen. Eine tägliche Einnahme ist nur geringfügig besser als eine wöchentliche Einnahme. Eine monatliche Vitamin-D-Einnahme ist sub-optimal, denn ein Vitamin-D-Vorrat reicht in der Regel für 2 bis 3 Wochen. Nach 3 bis 4 Wochen ohne Einnahme sinkt dein Vitamin D erneut in kritische Zonen.
Der Körper speichert Vitamin-D im Fettgewebe ab, um Notzeiten zu überstehen, so wie ein Bär im Winterschlaf, aber wenn du nicht gerade Fett verbrennst, gibt dein Körper die Vitamin-D-Reserve nicht frei.

WARUM SOLL ICH VITAMIN D AUCH IM SOMMER NEHMEN?

Der nordeuropäische Sommer reicht nicht aus. Pro Sonnenbad kann die Haut höchstens 20.000 IU an Vitamin-D selbst erzeugen. Damit diese Menge im Blut ankommt, müssen ALLE diese Bedingungen erfüllt sein:

- Der Himmel ist wolkenfrei.
- Du liegst flach in der Sonne mit Badehose / Bikini.
- Du sonnst dich von allen 4 Seiten, also von Vorne, von Hinten, von der Seite und von der anderen Seite jeweils für 15 Minuten. Solltest du dunkle Haut haben: von jeder Seite 30 Minuten. Sich länger zu sonnen ist überflüssig - mehr Vitamin-D kann die Haut nicht herstellen an einem Tag.
- Es ist 21. April bis 21. August, denn orher und nachher ist die Sonne in Deutschland zu schwach.
- Du bist unter 40 Jahre alt.
- Nach deinem Sonnenbad gehst du für mindestens 4 Stunden nicht duschen oder baden.

Ein perfektes Sonnenbad im Sommer deckt deinen Bedarf im Idealfall für die darauffolgenden fünf Tage.

DU HAST VERSEHENTLICH ZU VIEL VITAMIN-D EINGENOMMEN?

Das ist kein Problem. Es gibt keine Vergiftungsmöglichkeit mit Vitamin-D. Eine echte Überdosierung entsteht erst dann, wenn ein Erwachsener drei Wochen lang täglich 300.000 IU einnimmt. Das wären insgesamt 6.000.000 IU. Das wären 120 Stück der höchst-dosierten Vitamin-D-Tabletten mit 50.000 IU, oder 600 Tabletten aus einer 10.000 IU-Schachtel. Niemand hat bislang aus Versehen so viel eingenommen.

Der Körper verbraucht ständig Vitamin D, um die Erneuerung der Körperzellen zu regulieren. Ein Erwachsener mit 45 Kilogramm verbraucht mindestens 4.000 IU pro Tag. Lasse dein Vitamin D zwei bis drei Wochen lang weg und nimm es danach - wie in den Tabellen empfohlen - weiter.

WAS SOLL ICH TUN, WENN ICH MEIN VITAMIN-D VERGESSEN HABE?

Immer dann, wenn du dein tägliches Vitamin-D vergessen hast, kannst du die versäumte Menge am nächsten Tag nachholen.

Immer dann, wenn du dein Vitamin D über 3 bis 4 Wochen lang hinweg durchgehend vergessen hast, brauchst du wieder ein Vitamin-D-Setup. Nach diesem Vitamin-D-Setup kannst du zurück kehren zur normalen Dosierung, die für dein Alter und dein Gewicht passend ist.

Der Nachteil von langen Einnahme-Pausen ist, dass der Vitamin-D-Spiegel jedesmal unter den idealen Wert abfällt, sobald drei Wochen ohne »Auftanken« vergangen sind. Der Körper kann Vitamin-D speichern und bei Bedarf verwenden, und von »zu wenig im Blut« bis zur sichtbaren Krankheit können Monate oder Jahre vergehen. Das bedeutet aber nicht, dass lange Einnahme-Pausen »gesund« gewesen wären. Der Körper versucht stets, mit all seiner Kraft und all seinen Ressourcen, äußerlich gesund zu bleiben, während im Inneren schon Fehler bei der Zell-Erneuerung entstehen.

WARUM SIND IN FRANKREICH 200.000 IU VITAMIN D NORMAL?

In Frankreich werden in Apotheken Vitamin-D-Ampullen mit 200.000 IU angeboten und ohne Rezept verkauft. In deutschen Apotheken braucht man ein grünes Rezept vom Arzt für eine Schachtel Dekristol mit ebenfalls 200.000 IU aufgeteilt auf 10 Tabletten.

Die französische Ampulle wird für eine Verwendung 1 x pro Monat angeboten. Damit kann man einen starken und extrem krankheitsverursachenden Vitamin-D-Mangel beseitigen. Diese Ampulle könnte man als monatliche SOS-Maßnahme bezeichnen.
Die deutsche Rezeptpflicht für Vitamin D in wirksamen Dosierungen hat keinen medizinisch sinnvollen Grund. Ebenso ist die neue EU-Norm, dass frei verkäufliche Vitamin-D-Tabletten nur 3.000 IU pro Stück enthalten dürfen, völlig absurd. Man möchte vermeiden, dass Vitamin D sich im Körper im Übermaß anreichert,

falls man dauerhaft deutlich zu viel davon einnehmen würde. Man weiß heute, dass 4.000 IU täglich für einen Erwachsenen mit 45 Kilogramm KEINE Anreicherung erzeugen kann. Ergo: 3.000 IU pro Tag sind garantiert für JEDEN Erwachsenen eine gefährliche Unter-Dosierung.

Jeder, der mehr als 45 Kilogramm wiegt, benötigt MEHR Vitamin D, um die volle Wirksamkeit. Niedrig dosiert hilft Vitamin D zwar gegen viele Beschwerden, aber den Krebsschutz bekommt man erst ab deinem Spielgel von MINDESTENS 68 ng / ml. Dafür benötigen die meisten Erwachsenen Tagesdosierungen in Höhe von 10.000 IU oder mehr.

Ideal wäre es, wenn du jährlich einmal deinen Vitamin-D-Spiegel messen lassen würdest. Somit könntest du feststellen, ob du deine Tages-Dosierung für das nächste Jahr leicht erhöhen oder leicht senken solltest.
Der ideale Zielwert für dein Laborergebnis ist **80 bis 100 ng/ml**.

Um eine sofortige Erhöhung deines Vitamin-D-Spiegels zu bewirken, brauchst du Dosierungen wie die französische Ampulle. 200.000 IU Vitamin D auf einmal oder über wenige Tage hinweg verteilt erhöhen deinen Vitamin-D-Spiegel um etwa 20 ng / ml.

400.000 IU Vitamin D als Injektion für Neugeborene sind haben niemals unerwünschte Nebenwirkungen gezeigt. Der Grund, weshalb man empfiehlt, das Vitamin-D in geringeren Mengen täglich oder wöchentlich einzunehmen, hat damit zu tun, dass der Vitamin-D-Spiegel im Blut stets auf etwa der selben Höhe bleiben soll.

WAS PASSIERT BEI DAUERHAFTEM VITAMIN-D-MANGEL?

Volkskrankheiten

- Rückenschmerzen
- Muskelschmerzen, Muskelkrämpfe, Muskelzittern
- Kältegefühl in Händen und Füßen
- Blasenentzündung
- Allergien, Sonnenallergie, Heuschnupfen
- Übergewicht
- Schwindel, Kopfschmerzen, Migräne
- Grippe
- Zahnfleischentzündung, Karies
- Reizdarm-Syndrom, Morbus Crohn, Dickdarmpolypen
- RestlessLegs-Syndrom
- Makuladegeneration, Glaukom

Muskeln und Skelett

- Osteoperose, Hüftfrakturen
- Osteoarthritis, rheumatoide Arthritis, Weichteilrheuma
- Rachitis, Hexenbuckel
- Beingeschwür
- Sarkopenie, Muskelschwund
- RaynaudSchmerzen, Fibromyalgie

Haut

- Neurodermitis, Ekzeme, Warzen, Geschwüre, Schuppen, Schuppenflechte, chronische Wunden
- chronische Nesselsucht

Reproduktion

- Menstruationsschmerzen
- zystische Fibrose, Unfruchtbarkeit
- Vaginose, falsche Bakterien in der Scheide

- niedriger Testosteron-Spiegel
- Schwangerschaftsdiabetes
- Schwangerschaftsbluthochdruck
- Frühgeburt
- geringes Geburtsgewicht
- plötzlicher Kinds-Tod
- Autismus
- Krebs bei Kindern
- Übergewicht bei Kindern
- nächtliche Beinschmerzen bei Kindern
- Rachitis bei Kindern, O-Beine, X-Beine

Gehirn

- Parkinson
- Epilepsie
- Depression, perinatale Depression
- Nervosität
- Schizophrenie
- Demenz, Alzheimer

tödliche Bedrohungen

- Bluthochdruck, Herzrhythmusstörungen, Schlaganfall
- zu hohes Cholesterin
- Gefäßerkrankungen, Arteriosklerose
- Prädiabetes, Diabetes
- Brustkrebs, Prostatakrebs, Leukämie
- Tuberkulose, Asthma, Lungenentzündung, COPD
- Multiple Sklerose, Lupus
- ALS Amyotrophe Lateralsklerose
- nicht-alkoholische Fettleber
- Hepatits C
- Nierenerkrankungen
- Metabolisches Syndrom

Doppelblind-Studien auf der ganzen Welt haben bei den oben aufgezählten Krankheiten eine heilende Wirksamkeit von Vitamin-D nachgewiesen.

Es wurde ebenfalls untersucht, ob Vitamin-D-Gaben helfen können, das Leiden durch Unterernährung zu mildern, weil es finanziell kein Problem wäre, Vitamin-D an unterernährte Kinder zu verteilen.

Diese Studie kam leider zu dem Ergebnis: das bislang einzige Gebiet, auf dem Vitamin-D nachgewiesenermaßen NICHT hilft, ist die Unterernährung.

WIE HOCH SOLLTE MEIN VITAMIN-D-SPIEGEL SEIN?

Solltest du einen Bluttest machen lassen und Vitamin D zur Messung mit in Auftrag geben, kostet dies circa 30 Euro. Wenn dein Vitamin-D-Spiegel zwischen 80 und 100 ng/ml liegt, ist das ideal.
Für manche Krankheiten benötigt man noch mehr Vitamin D: 120 ng/ml. Alles über 150 ng/ml sollte man vermeiden, und unter 80 ng/ml hat man leider nicht die volle Wirkung als Krebsschutz, die man haben könnte und sollte.

WAS PASSIERT BEI DAUERHAFTER ÜBERDOSIERUNG?

Es wurde in der früheren DDR Experimente durchgeführt, um die oberste Dosierungsgrenze für Vitamin D bestimmen zu können. Studenten nahmen über 3 Wochen hinweg täglich 300.000 IU Vitamin D ein. Das waren insgesamt 6.300.000 IU. Den Studenten entstand kein bleibender Schaden. Nach einigen Wochen ohne Vitamin-D-Einnahme war ihr Vitamin-D-Spiegel wieder völlig in Ordnung.
Das Ergebnis war erstaunlich: Es entstehen exakt **die gleichen Probleme wie bei einem Vitamin-D-Mangel**, also Knochenerweichung, Allergien und so weiter.

WICHTIG FÜR DICH AB 20 JAHREN

Für den richtigen Start: Das Vitamin-D-Setup
Besorge dir einen schicken Tabletten-Wochen-Organizer 2 Fächern, den du bis zum 40. Lebensjahr gebrauchen kannst.

Fülle die Fächer <u>**für die ersten 4 Tage**</u> in dieser Weise:

Morgens: Multivitamin, Vitamin-K, Fischöl, Vitamin-D nach dieser Tabelle:
ab 45 Kilogramm Körpergewicht: **60.000**
ab 65 Kilogramm Körpergewicht: **70.000**
ab 90 Kilogramm Körpergewicht: **90.000**
ab 120 Kilogramm Körpergewicht: **100.000**

Abends: Multivitamin, Fischöl, Magnesium

Nach 4 Tagen sind die ersten 4 Fächer leer. Fülle deinen Tabletten-Wochen-Organizer in dieser Weise <u>**für die Zeit bis zu deinem 30. Lebensjahr**</u>.

Morgens: Multivitamin, Vitamin K, Fischöl, Vitamin-D nach dieser Tabelle:
ab 45 Kilogramm Körpergewicht: 8.000 IU pro Tag
ab 65 Kilogramm Körpergewicht: 10.000 IU pro Tag
ab 90 Kilogramm Körpergewicht: 12.000 IU pro Tag
ab 120 Kilogramm Körpergewicht: 15.000 IU pro Tag

Abends: Multivitamin, Fischöl, Magnesium

POWER-PROGRAMM AB 30 JAHREN UND FÜR SCHWANGERE

Während dein Körper mit 30 Jahren noch topfit und vital erscheint, hat leider unsichtbar und langsam der Prozess des Alterns begonnen. Es sind zwar noch lange keine Fältchen sichtbar, aber die Haut beginnt damit, dünner zu werden.

Vitamin-D-Setup
Besorge dir einen schicken Tabletten-Wochen-Organizer 2 Fächern, den du bis zum 40. Lebensjahr gebrauchen kannst.

Fülle die Fächer **für die ersten 4 Tage** in dieser Weise:

Morgens: Multivitamin, Vitamin-K, Jod, Fischöl, Vitamin-D nach dieser Tabelle:
ab 45 Kilogramm Körpergewicht: **70.000**
ab 65 Kilogramm Körpergewicht: **90.000**
ab 90 Kilogramm Körpergewicht: **100.000**
ab 120 Kilogramm Körpergewicht: **140.000**

Abends: Multivitamin, Fischöl, Magnesium

Nach 4 Tagen sind die ersten 4 Fächer leer. Fülle deinen Tabletten-Wochen-Organizer in dieser Weise **für die Zeit bis zu deinem 40. Lebensjahr.**

Morgens: Multivitamin, Vitamin K, Jod, Fischöl, Vitamin-D nach dieser Tabelle:
ab 45 Kilogramm Körpergewicht: 10.000 IU pro Tag
ab 65 Kilogramm Körpergewicht: 12.000 IU pro Tag
ab 90 Kilogramm Körpergewicht: 15.000 IU pro Tag
ab 120 Kilogramm Körpergewicht: 20.000 IU pro Tag

Abends: Multivitamin, Fischöl, Magnesium, optional: Kurkuma

WARUM BRAUCHEN FRAUEN PROGESTERON AB 40 JAHREN?

Ohne Behandlung leiden viele Frauen ab 45 Jahren unter Beschwerden, die sich bis zum 60. Lebensjahr hinziehen. Das ergibt einen durchschnittlichen **Leidensweg von 15 Jahren.**

Das Ziel der Progesteron-Behandlung besteht darin, Hitzewallungen, Nachtschweiß und Schlafstörungen zu vermeiden, dem Gewebeschwund im Bereich der Geschlechtsorgane entgegenzuwirken und die Knochenmasse zu erhalten.

Weniger bekannt ist, dass Östrogen, wenn es nicht durch Progesteron kontrolliert wird, die Schilddrüsenfunktion stört. Dies führt zu einer erhöhten Umwandlung von Kohlenhydraten in Fett. Das Ergebnis ist, dass viele Frauen in mittlerem Alter innerhalb von kurzer Zeit enorm zunehmen, obwohl ihr Lebensstil gleich geblieben ist.

Die Östrogendominanz, die durch den abfallenden Progesteron-Spiegel entsteht, verhindert den natürlichen Fettabbau im Körper. Dieser Effekt gilt insbesondere für das Bauchfett.

Mit diesen Symptomen hättest du zu rechnen, falls du auf die von der Krankenkasse bezahlte Hormonersatztherapie mit Progesteron verzichten würdest:

- Altersflecken und dünne, faltige, unreine Haut
- Bartwuchs und Kopfhaar-Ausfall durch Zysten an den Eierstöcken mit folgendem Testosteron-Überschuss
- Haarausfall
- trockene Augen
- mangelnde Libido
- Blasenschwäche
- Spannungen in der Brust
- Wassereinlagerungen
- Knochenschwund
- Gelenk- und Muskelschmerzen

- Konzentrationsschwäche
- Depressionen
- Bluthochdruck
- Schilddrüsen-Unterfunktion mit folgendem Übergewicht
- Hitzewallungen mehrfach täglich, so dass die Kleidung durchgeschwitzt ist, bis hin zur Arbeitsunfähigkeit
- Schlafstörungen und nachts oft schlaflos zwischen 2 und 5 Uhr

Vor etwa 30 Jahren gab man den Frauen synthetisches Progesteron, welches später in den Verdacht geriet, die Brustkrebs-Rate zu erhöhen.

Heute gibt es eine sichere Behandlungsmethode mit **<u>naturidentischem</u>** <u>Progesteron</u>. Dies ist chemisch anders aufgebaut und hat keine schädlichen Nebeneffekte. Du bekommst es über ein Rezept vom Arzt.

Es gibt naturidentisches Progesteron in Form von kleinen Weichkapseln zum Einnehmen oder als Hautcreme.

Die derzeit verfügbaren Kapseln von Dr. Kade / Besins heißen »Progestan 100 mg« und »Utrogest 200 mg«.
Creme oder Kapseln - beides ist gleich wirksam. Nimm, was dir angenehmer erscheint.

Vermeide alle freiverkäuflichen »Progesteron-Ersatz-Mittel« wie zum Beispiel »Yamswurzel« oder »Mönchspfeffer«. Sobald du das Produkt *ohne Rezept* kaufen kannst, ist es mit Sicherheit das falsche Produkt.

Am besten lässt du dir einen Termin beim **Internisten** geben. Dort kannst du dir dein Progesteron-Rezept abholen und gleichzeitig deine **Schilddrüse ansehen** lassen.

Der Internist kontrolliert zuerst deine Hormone über einen Bluttest, was von der Krankenkasse bezahlt wird.

Sobald die Ergebnisse da sind, bekommst du dein Progesteron-Rezept. Achte darauf, dass dein Internist dir das naturidentische Progesteron »<u>Progestan 100 mg</u>« oder/und »<u>Utrogest 200 mg</u>« aufschreibt.
Die Menge, die du täglich einnehmen sollst, kann 100 mg, 200 mg oder 300 mg betragen. Das hängt davon ab, ob du dich am Anfang, in der Mitte oder schon am Ende der Wechseljahre befindest.

Bei einer Verschreibung von 100 oder 200 mg nimmst du **alles am Abend** ein.
Ab etwa 50 Jahren werden in der Regel 300 mg täglich empfohlen. Dann nimmst du **100 mg morgens** und **200 mg abends** ein.

Du kannst ausschließlich mit naturidentischem Progesteron starten, was auch deinen Östrogen-Spiegel anheben wird. Naturidentisches Progesteron wird je nach Zyklustag und dem entsprechenden Bedarf in Östrogen umgewandelt. Deswegen wird dein Hormon-Ersatztherapie-Spezialist dir sagen, dass du dein naturidentisches Progesteron durchgehend und ohne Pausen einnehmen sollst.

Die Packungsanleitung ist irritierend, weil darin von Einnahme- und Pausen-Zeiten die Rede ist. Diese Angaben betreffen die Kinderwunsch-Hormonbehandlung *vor* den Wechseljahren, für die man Progesteron und Östrogen einnimmt.

Nach 4-12 Wochen wirst du erneut zur Blutuntersuchung gebeten, um zu überprüfen, wie das neue Medikament bei dir wirkt.

Nach deiner Anfangs-Diagnose brauchst du nur noch deine Rezepte regelmäßig abzuholen, was du auch bei deinem Hausarzt um die Ecke erledigen kannst. Du wirst 5.- Euro Zuzahlung benötigen oder 5,81 Euro für das Original-Produkt ohne Re-Import.

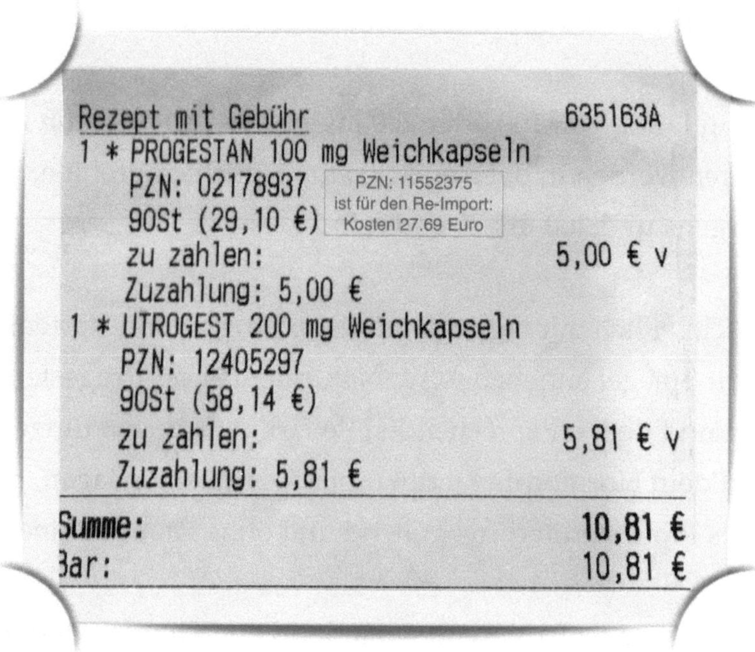

Damit du das Original-Produkt, das in Deutschland hergestellt wird, bekommst, brauchst du auf deinem Rezept ein <u>Kreuz vor dem Medikamenten-Namen</u>.
So vermeidest du, dass deine Hormone erst ins Ausland und dann wieder zurück geschickt werden.

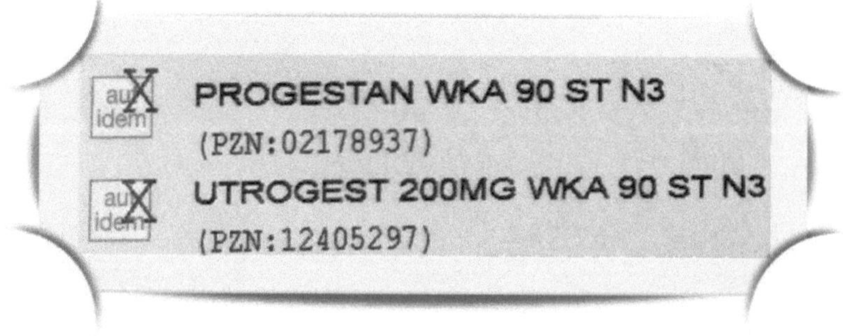

Die **nächste Blutkontrolle** ist frühestens nach einem Jahr fällig. Du kannst sie wieder beim Internisten oder auch beim Hausarzt machen lassen. Ein Speichel-Test wäre ebenfalls möglich, doch dieser kostet etwa einhundert Euro.

Während der Wechselphase sollte dein Progesteron-Spiegel so aussehen:
15 - 23 pg/ml

Nach der Wechselphase, sobald deine Periode **ein ganzes Jahr lang weg** war, bist du mit deinen Wechseljahren »fertig«, und deine Hormone sollten so aussehen:

Östrogen 75-200 pg/ml, Östradiol 80-100 pg/ml

Progesteron 2-6 pg/ml wenn du *nur* Progesteron einnimmst.

Progesteron 6-15 pg/ml falls du Progesteron und Östrogen einnehmen solltest.

Vielleicht gibt es schon diese Neuerung bei deinem Hausarzt:

Wiederholungsrezept für Patienten

Patienten, die regelmäßig ein Medikament per Rezept benötigen, kommen nun leichter an ihre Arzneimittel. Ab März 2020 können Ärzte sogenannte Wiederholungsrezepte ausstellen. Patienten können so innerhalb eines Jahres das Medikament bis zu dreimal in einer Apotheke abholen, ohne erneut einen Arztbesuch durchlaufen zu müssen.

Das macht den Vorgang nochmals einfacher.

Weshalb gibt es Wechseljahresbeschwerden?

In der Jugend und im hohen Alter sind Östrogen und Progesteron im Einklang. In der Wechselzeit zwischen den fruchtbaren Jahren und den unfruchtbaren Jahren einer Frau passen die beiden Hormonspiegel nicht zusammen. Es entsteht eine sogenannte Östrogen-Dominanz.

Die Hormon-Ersatztherapie liefert hormonidentisches Progesteron in der fehlenden Menge und Beschwerden entstehen erst gar nicht.

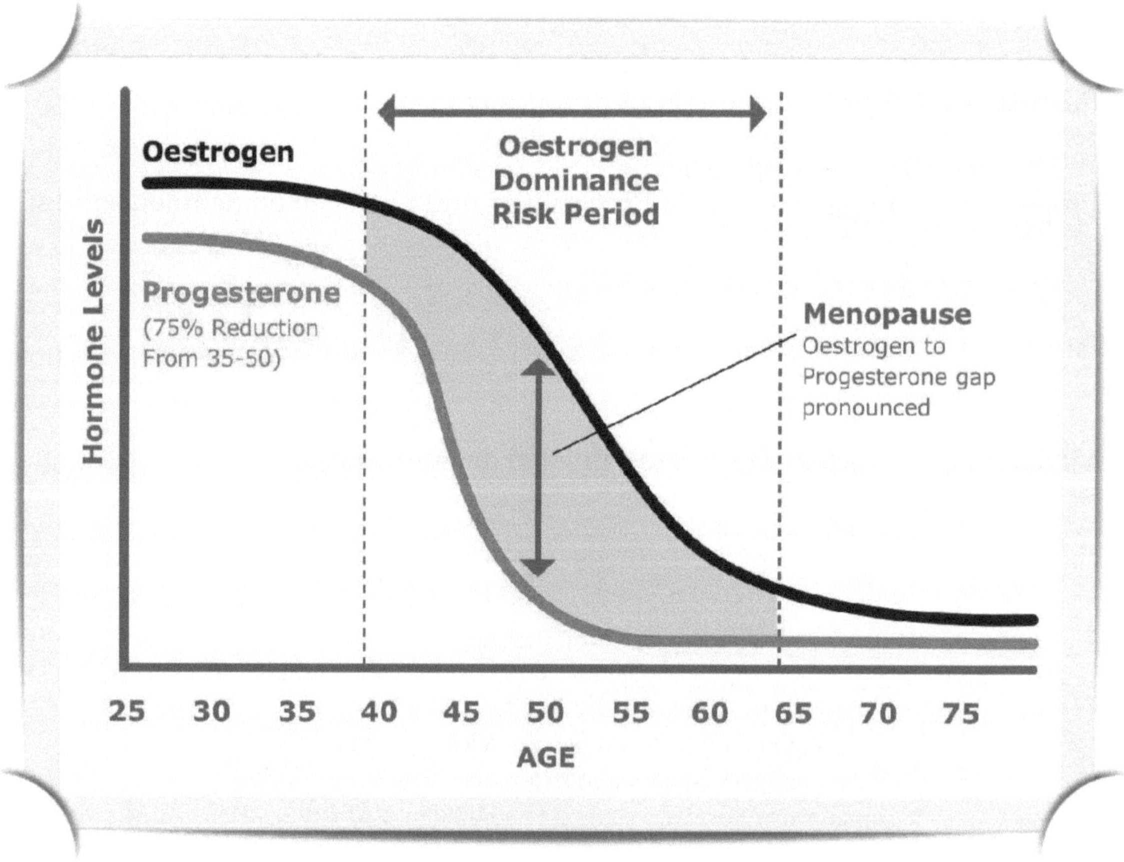

An diesem Schaubild oben sieht man den Hormonabfall und die entstehende Lücke, die es zu schließen gilt.

Im Alter von circa 40 Jahren benötigt eine Frau wenig Progesteron zusätzlich, voraussichtlich 100 mg pro Tag.

Zwischen 40 und 50 Jahren steigt der Bedarf an zusätzlichem Progesteron dramatisch an, sodass voraussichtlich zeitweise 200 oder 300 mg täglich die passenden Dosierung sein wird.

Ab etwa 55 Jahren kann das zusätzliche Progesteron wieder etwas gesenkt werden, sodass zunächst 200 mg pro Tag ausreichend sein werden.

Über 60 Jahren benötigt eine Frau erneut wenig Progesteron zusätzlich - vergleichbar mit dem Bedarf im Alter von etwa 40 Jahren, sodass wieder 100 mg pro Tag ausreichend sein werden.

Zwischen 65 und 70 Jahren sind die beiden Hormonlinien Östrogen und Progesteron wieder zueinander passend wie in der Jugend, so dass **kein** Progesteron mehr nötig ist.

HELFEN AUCH PFLANZLICHE STOFFE?

Pflanzliche Wirkstoffe mit hormonähnlicher Wirkung werden Phyto-Hormone genannt.
Sie werden angeboten mit Auszügen aus der Traubensilberkerze, der Rhabarberwurzel oder aus Rotklee.

Nach wissenschaftlichem Kenntnisstand sind Phyto-Hormone jedoch – ebenso wie andere pflanzliche und nicht-hormonelle Behandlungen – kein Ersatz für eine Hormontherapie.

Pflanzliche Präparate wirken kaum oder gar nicht gegen die Wechseljahres-Beschwerden. Deswegen sind pflanzliche Mittel nicht zu empfehlen.

WECHSELWIRKUNGEN VON MEDIKAMENTEN MIT PROGESTERON

Bei gleichzeitiger Einnahme bestimmter Medikamente kann Progesteron verstärkt abgebaut werden. In Kombination mit den folgenden Wirkstoffen werden die verschriebenen Progesteron-Kapseln nur schwach oder gar nicht wirken:

- Wirkstoffe gegen Epilepsie (Phenobarbital, Phenytoin, Carbamazepin)
- Antibiotikum Rifampicin
- HIV-Medikamente Nevirapin und Efavirenz
- **Johanniskraut !**

WER SOLLTE KEINE HORMON-ERSATZTHERAPIE MACHEN?

Kein Progesteron brauchen die Frauen, denen die Gebärmutter operativ entfernt wurde.

Außerdem kommt bei bestimmten gesundheitlichen Problemen keine Hormontherapie infrage, zum Beispiel bei:

- Tumore in der Brust oder den Geschlechtsorganen
- Lebererkrankungen
- Gefäßverschluss / Embolie
- schwerem Bluthochdruck
- Tumoren im Gehirn oder Rückenmark
- Erkrankung der Hirngefäße
- Autoimmunerkrankung Lupus erythematodes
- Porphyrie, dem gestörten Abbau des roten Blutfarstoffes
- Allergien gegen Wirkstoffe oder Hilfsstoffe

Die spürbaren Beschwerden in den Wechseljahren verschwinden erwartungsgemäß nach etwa 5 Jahren.

WARUM BRAUCHE ICH PREGNENOLON AB 40?

DHEA wird als »Mutter aller Hormone«, Pregnenolon als »Großmutter aller Steroidhormone« bezeichnet.

Im Organismus werden über 150 verschiedene Steroidhormone aus Pregnenolon gebildet.

Produziert wird Pregnenolon in den Nebennieren, im Gehirn, in der Leber, in der Haut, im Hoden, in den Eierstöcken und in der Netzhaut.

Der <u>altersmäßige Rückgang</u> des Pregnenolons verläuft ebenso dramatisch wie bei DHEA. Die **Wirkungen von Pregnenolon** im Organismus sind:

- glatte Haut

- schütz das P450 Entgifungssystem

- stärkt den schützenden Myelinmantel der Nervenzellen

- natürliches Anti-Depressivum

- erhöht Aufmerksamkeit und Konzentrationsfähigkeit

- ermöglicht klares und schnelles Denken

- ermöglicht Kreativität

- verstärkt den Wunsch zu lernen und Neues zu probieren

- Aufhellung der Stimmungslage

- verbessert das Sprachvermögen

- verbessert das Sehvermögen, indem Farben und Umrisse stärker wahrgenommen werden

- hilft bei der Stressbewältigung in Kombination mit Melatonin als Gegenspieler vom Cortisol

- Durch Pregnenolon-Mangel kommt es zu:

- fehlender Energie

- mangelnder Libido

- Stimmungsschwankungen

- Depressionen

- Lernschwäche

- Gedächtnisschwäche

- schlechtem visuellen Aufnahmevermögen

- schlechtem akustischen Aufnahmevermögen

- Arthritis

- Herzkrankheiten

Pregnenolon gehört zu jedem Anti-Aging-Programm. Es ist **nebenwirkungsfrei ab 40 Jahren**, und jeder ältere Mensch kann es <u>direkt ohne Bluttest</u> einnehmen.

In der Jugend wird das Pregnenolon in DHEA und Progesteron umgewandelt. Und das DHEA wird in Testosteron und Östrogen umgewandelt. Und das Progesteron wird in Östrogen, Cortisol und Aldosteron umgewandelt. Die Enzyme, die in jungen Jahren das Pregnenolon in DHEA und andere Steroidhormone umwandeln, werden vom Körper mit fortschreitendem Alter in einem derart geringen Maße gebildet, dass kaum eine Umwandlung stattfindet.

Je älter und je weniger gesund eine Person ist, desto stärker ist die Wirkung des Pregnenolon zu spüren. Täglich brauchst du
ab 40 Jahren: 25 bis 100 mg
ab 50 Jahren: 50 bis 100 mg
ab 70 Jahren: 100 mg

Bei Pregnenolon ist es *nicht* egal, wann du es einnimmst. Es sollte **morgens als allererstes** Mittel auf nüchternen Magen eingenommen werden, damit es optimal wirken kann.

Du kannst Pregnenolon hochpreisig in Deutschland kaufen oder preisgünstig im Ausland, und noch preisgünstiger in den USA. Die Einfuhr von Pregnenolon nach Europa ist erlaubt. Für 100 Kapseln brauchst du in etwa 20 Dollar.

<u>Positive Wechselwirkungen</u>:
Pregnenolon kann bedenkenlos gemeinsam mit DHEA, Melatonin und Progesteron eingenommen werden. Diese Hormone wirken gemeinsam ideal zusammen.

<u>Gegenanzeigen:</u>

Jüngere Menschen sollten Pregnenolon nicht »einfach so« einnehmen, weil es unter 40 Jahren teilweise zu Sexualhormonen umgewandelt werden wird und die individuelle Wirkung ärztlich überwacht werden muss.

Pregnenolon dient bei allen Altersgruppen als **Medikament**, insbesondere, um ein durch Verletzung **beschädigtes Gedächtnis** wieder herzustellen, und auch, um diese Krankheiten zu behandeln:

- Depression
- bipolare Störung
- Burnout
- Addison
- Parkinson
- Alzheimer
- Multiple Sklerose
- Lupus
- Sklerodermie
- Nervenverletzung durch Unfall
- Verbrennung
- elektrischer Schock
- Herzkrankheiten
- abnormer Cholesterinspiegel
- Hör- und Sehfunktionsstörungen
- benigne Prostatahyperplasie
- Muskelschwund
- schwaches Immunsystem
- Diabetes
- rheumatische Entzündungserkrankung
- Spondylitis ankylotika
- ADHS

WARUM BRAUCHE ICH DHEA AB 40 JAHREN?

DHEA ist die Abkürzung für Dehydroepiandrosteron, ein Vor-Hormon, das von den Nebennieren produziert wird. Der Körper baut daraus die Geschlechtshormone Testosteron und Östrogen.

Die natürliche DHEA-Menge ist bei Kindern fast Null und beginnt im Alter von 7 Jahren, anzusteigen. Den höchsten Stand erreicht der DHEA-Spiegel mit 20-25 Jahren. Danach nimmt er langsam wieder ab.

Die Folge: jeder Mensch über 40 Jahren hat einen DHEA-Spiegel, der <u>niedriger ist als optimal</u>. Ab 50 Jahren ist der natürliche DHEA-Spiegel so weit abgesunken, dass die <u>üblichen Alterserkrankungen</u> aus diesem Mangel heraus entstehen.

Die Forschung hat nachgewiesen, dass du mit der <u>richtigen DHEA-Dosierung</u> diese Krankheiten vermeiden oder behandeln kannst:

- Libido-Verlust

- Knochenschwund

- Muskelmasse-Verlust

- Herz-Kreislauf-Erkrankungen

- Übergewicht

- Diabetes

- Hypercholesterin

- Gedächtnis-Verlust

- Alzheimer

- Multiple Sklerose

- Parkinson

- Depression / Wirksamkeit nachgewiesen ab 25 mg DHEA pro Tag

- bipolare Störung

- Angstzustände

- stressbedingter klinischer Burnout

- chronisches Müdigkeitssyndrom

- Immunschwäche

- schlaffe, faltige, fahle, trockene Haut

Das **einzige Ausschluss-Kriterium** für eine DHEA-Einnahme ist eine Krebser-krankung an den Geschlechtsorganen. Wer unter Brustkrebs, Gebärmutterhals-Krebs oder Prostata-Krebs leidet, sollte kein DHEA einnehmen, so lange, bis die Krankheit ausgeheilt ist.

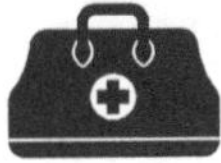

Studien zeigen, dass die DHEA-Supplementierung eine vielversprechende Er-gänzung oder **sogar ein Ersatz** für einige der wirksamen **psychoaktiven Medi-kamente** sein kann.

In einer Studie zeigten schizophrene Patienten, die sechs Wochen lang 200 mg DHEA pro Tag einnahmen, deutliche Verbesserungen.

Bei der Behandlung und Vorbeugung von Depressionen und Angstzuständen zeigt DHEA das dramatischste Versprechen für die psychische Gesundheit. Wei-tere Forschungen werden in Zukunft genauere Ergebnisse bringen.

WIE BESTIMME ICH MEINE DHEA - DOSIERUNG?

Um die exakt passende tägliche Menge an DHEA zu bestimmen, solltest du dir ab 40 Jahren DHEA mit einer geringen Dosierung besorgen. Als Frau startest du mit 15 mg. Männer starten mit 25 mg.

Nach 6 Wochen kannst du bei deinem Internisten den normalen Gesundheits-Check-up machen lassen, was von der Krankenkasse bezahlt wird. Bei diesem Check-up wird immer Blut abgenommen. Wenn du deinem Internisten sagst, dass außerdem **DHEA bestimmt** werden soll, kann dein Arzt es einfach mit aufschreiben und du bekommst später eine Privatrechnung für diese Zusatzuntersuchung. Das kostet in etwa zwanzig Euro.

Bei der Besprechung der Blutwerte bekommst du dein DHEA-Ergebnis auf Papier gedruckt von deinem Arzt überreicht. Sollte der DHEA-Wert unter dem Anti-Aging-Ideal-Wert liegen, kannst du deine Dosierung erhöhen als Frau auf 25 mg, als Mann auf 50 mg. Liegt der DHEA-Wert innerhalb des Idealwertes, kannst du einfach bei der gleichen Dosierung bleiben für die folgenden 10 Jahre.

10 Jahre später ist es sehr wahrscheinlich, dass du mehr DHEA benötigst. **Mit 50 Jahren** kannst du erneut beim Check-up nachsehen lassen, ob deine Dosierung noch ausreichend ist. Normalerweise braucht eine Frau ab 50 Jahren 25 mg DHEA und ein Mann 50 mg jeden Abend (oder die doppelte Dosierung jeden zweiten Abend).

Der **anzustrebende DHEA - Idealwert** ist:

Frauen 250 - 400 mg/dl und Männer 350 - 500

Zum Vergleich der Normalwert: Frauen 12 - 407 mg/dl und Männer 16,2 - 492

Beachte:

Falls dein Internist der Meinung ist, dass die untere Grenze des DHEA-Normalwertes ausreichend sei, ist er vermutlich mit den neuesten Ergebnissen der Alters-Forschung noch nicht vertraut. Ein höherer DHEA-Spiegel kann dich unter anderem vor Demenz schützen.

Wer 40 Jahre alt ist und keine DHEA-Ergänzung einnimmt, hat im Ergebnis einen Blutspiegel von unter 200 mg/dl oder sogar unter 100 mg/dl - ist also weit entfernt vom Ideal-Zustand.

Spätestens mit dem **Alter von 75 Jahren** wirst du mehr DHEA benötigen, vermutlich 50 mg als Frau und 100 mg als Mann, um in den idealen Bereich zu gelangen.

Die **beste Zeit**, um DHEA einzunehmen ist der **Abend**. Am Abend eingenommen verbessert es zusätzlich die Immunfunktion, verringert das Körperfett und festigt das Gewebe.

Wer DHEA einnimmt, sollte unbedingt alle **anderen Vitamin-Empfehlungen ebenfalls einnehmen**, weil das DHEA nur dann vollständig wirksam sein kann, wenn Multivitamine und Vitamin-D die grundlegenden Bausteine des Lebens dazu liefern.

Wer ganz sicher sein will, dass DHEA im Körper richtig umgewandelt wird, sollte jedes Jahr einen Bluttest machen lassen, um freies Testosteron und freies Östrogen, bei Männern auch den PSA-Level, bestimmen zu lassen. Diese Werte sind ideal: Gesamt-Testosteron 35-45 und Freies-Testosteron 2.1-4.2
Sollten deine Werte <u>über dieser Norm</u> liegen, solltest du dein DHEA soweit reduzieren, bis die Norm wieder stimmt.

Zum Reduzieren genügt es, 2 Wochen lang kein DHEA einzunehmen, denn es wird schnell verbraucht.

Nach diesen zwei einnahmefreien Wochen kannst du deine tägliche Dosierung etwas geringer berechnen.
Falls du zum Beispiel 25 mg DHEA täglich eingenommen hast, kannst du umstellen auf 25 mg DHEA jeden zweiten Tag.
Oder du kaufst dir die nächste Packung mit 15 mg DHEA und nimmst es wieder täglich ein.

Anti-Aging-Programm für den sofortigen Start

Während du damit beschäftigt bist, auf deine Bluttest-Ergebnisse zu warten, um im Anschluss ein Rezept für Progesteron von deinem Arzt zu bekommen, **kannst du ab sofort diese Zeit nutzen**, um dein Einsteiger-Power-Anti-Aging-Programm zu starten.

Diese Zeit zu nutzen, um mit den _grundlegenden_ Nahrungsergänzungsmitteln zu beginnen, ist überaus sinnvoll, weil du damit deinen Körper für die Hormon-Ersatztherapie ideal vorbereiten kannst.

Vitamin-D-Setup
Besorge dir einen Tabletten-Wochen-Organizer mit 3 Fächern pro Tag.
Fülle die Fächer **für die ersten 4 Tage** in dieser Weise:

Morgens: Multivitamin, Fischöl, Vitamin-K, Vitamin-D nach dieser Tabelle:
ab 45 Kilogramm Körpergewicht: **70.000**
ab 65 Kilogramm Körpergewicht: **90.000**
ab 90 Kilogramm Körpergewicht: **100.000**
ab 120 Kilogramm Körpergewicht: **140.000**
Abends: Multivitamin, Fischöl, Magnesium

Nach 4 Tagen sind die ersten 4 Fächer leer und du startest mit deinem Einsteiger-Anti-Aging-Programm **für die Zeit bis zum Progesteron-Rezept**. Fülle deinen Tabletten-Wochen-Organizer in dieser Weise:

Morgens: Multivitamin, Fischöl, Vitamin K, Vitamin-D nach dieser Tabelle:
ab 45 Kilogramm Körpergewicht: 10.000 IU pro Tag
ab 65 Kilogramm Körpergewicht: 12.000 IU pro Tag
ab 90 Kilogramm Körpergewicht: 15.000 IU pro Tag
ab 120 Kilogramm Körpergewicht: 20.000 IU pro Tag
Abends: Multivitamin, Fischöl, Magnesium

WECHELJAHRES-BEGLEITUNG <u>MIT</u> PROGESTERON FÜR FRAUEN AB 40

Vitamin-D-Setup,
Besorge dir einen Tabletten-Wochen-Organizer mit 3 Fächern. Ein Fach für morgens, ein Fach für abends und ein Fach für nachts.
Fülle die Fächer <u>**für die ersten 4 Tage**</u> in dieser Weise:

Morgens: Pregnenolon, eventuell Progesteron, Multivitamin, Fischöl, Coenzym10, Vitamin K, Kurkuma, Vitamin-D nach dieser Tabelle:
ab 45 Kilogramm Körpergewicht: **70.000**
ab 65 Kilogramm Körpergewicht: **90.000**
ab 90 Kilogramm Körpergewicht: **100.000**
ab 120 Kilogramm Körpergewicht: **140.000**
Abends: Multivitamin, Fischöl, Magnesium
Nachts: Progesteron, DHEA, Melatonin, Magnesium

Nach 4 Tagen sind die ersten 4 Fächer leer und du startest mit deiner **Gesundheits-Erhaltungs-Therapie** nach dieser Tabelle <u>**für das ganze Jahr**</u>:

Morgens: Pregnenolon, eventuell Progesteron, Multivitamin, Fischöl, Coenzym10, Vitamin K, Kurkuma, Vitamin-D nach dieser Tabelle:
ab 45 Kilogramm Körpergewicht: 10.000 IU pro Tag
ab 65 Kilogramm Körpergewicht: 12.000 IU pro Tag
ab 90 Kilogramm Körpergewicht: 15.000 IU pro Tag
ab 120 Kilogramm Körpergewicht: 20.000 IU pro Tag
Abends: Multivitamin, Fischöl
Nachts: Progesteron, DHEA, Melatonin, Magnesium

ANTI-AGING <u>OHNE</u> PROGESTERON FÜR MÄNNER UND FRAUEN AB 40

Vitamin-D-Setup
Besorge dir einen Tabletten-Wochen-Organizer mit 3 Fächern. Ein Fach für morgens, ein Fach für abends und ein Fach für nachts.
Fülle die Fächer **für die ersten 4 Tage** in dieser Weise:

Morgens: Pregnenolon, Multivitamin, Fischöl, Coenzym10, Vitamin-K, Kurkuma, Vitamin-D nach dieser Tabelle:
ab 45 Kilogramm Körpergewicht: **70.000**
ab 65 Kilogramm Körpergewicht: **90.000**
ab 90 Kilogramm Körpergewicht: **100.000**
ab 120 Kilogramm Körpergewicht: **140.000**
Abends: Multivitamin, Fischöl, Magnesium
Nachts: DHEA, Melatonin, Magnesium

Nach 4 Tagen sind die ersten 4 Fächer leer und du startest mit deiner **Gesundheits-Erhaltungs-Therapie** nach dieser Tabelle **für das ganze Jahr**:

Morgens: Pregnenolon, Multivitamin, Fischöl, Coenzym10, Vitamin-K, Kurkuma, Vitamin-D nach dieser Tabelle:
ab 45 Kilogramm Körpergewicht: 10.000 IU pro Tag
ab 65 Kilogramm Körpergewicht: 12.000 IU pro Tag
ab 90 Kilogramm Körpergewicht: 15.000 IU pro Tag
ab 120 Kilogramm Körpergewicht: 20.000 IU pro Tag
Abends: Multivitamin, Fischöl, Magnesium
Nachts: DHEA, Melatonin, Magnesium

Anti-Aging für Männer und Frauen ab 70 Jahren

Vitamin-D-Setup

Besorge dir einen Tabletten-Wochen-Organizer mit 4 Fächern. Ein Fach für morgens, ein Fach für mittags, ein Fach für abends und ein Fach für nachts.
Fülle die Fächer **für die ersten 4 Tage** in dieser Weise:

Morgens: 100 mg Pregnenolon, Multivitamin, Fischöl, 100-200 mg Coenzym10, Vitamin-K, Vitamin-D nach dieser Tabelle:
ab 45 Kilogramm Körpergewicht: **70.000**
ab 65 Kilogramm Körpergewicht: **90.000**
ab 90 Kilogramm Körpergewicht: **100.000**
ab 120 Kilogramm Körpergewicht: **140.000**
Mittags: Kurkuma, Fischöl, Weizenprotein, Magnesium
Abends: Multivitamin, Fischöl, Magnesium
Nachts: Frauen 50 mg / Männer 100 mg DHEA, 3-10 mg Melatonin, Fischöl, Magnesium

Nach 4 Tagen sind die ersten 4 Fächer leer und du startest mit deiner **Gesundheits-Erhaltungs-Therapie** nach dieser Tabelle **für das ganze Jahr**:

Morgens: Multivitamin, 100 mg Pregnenolon, 100-200 mg Coenzym10, Vitamin-K, Fischöl, Vitamin-D nach dieser Tabelle:
ab 45 Kilogramm Körpergewicht: 10.000 IU pro Tag
ab 65 Kilogramm Körpergewicht: 12.000 IU pro Tag
ab 90 Kilogramm Körpergewicht: 15.000 IU pro Tag
ab 120 Kilogramm Körpergewicht: 20.000 IU pro Tag

Mittags: Kurkuma, Fischöl, Weizenprotein, Magnesium
Abends: Multivitamin, Fischöl, Magnesium
Nachts: Frauen 50 mg / Männer 100 mg DHEA, 3-10 mg Melatonin, Fischöl, Magnesium

KAPITEL 4: PASSEND FÜR KINDER
BIS ZUM 6. MONAT UND BIS ZU 6 KILOGRAMM

Muttermilch, die hochwertig ist, genügt für den Anfang, FALLS die stillende Mutter »ihre Vitamin-D-Empfehlung« – siehe voriges Kapitel – täglich einnimmt.

Es wurde nachgewiesen, dass VOLL stillende Mütter ausreichend Vitamin D über die Muttermilch weiter geben, solange Ihre tägliche Vitamin-D-Einnahme **mindestens 6400 IU** beträgt.

Du, liebe stillende Mutter, hast es seit mehr als 2 Wochen versäumt, deine tägliche Vitamin-D-Menge einzunehmen? Das ist kein Problem: Starte sofort ein Vitamin-D-Setup – siehe anderes Kapitel – und achte anschließend darauf, dass du wieder regelmäßig Vitamin D einnimmst. So stärkst du deine eigene Gesundheit und dein Baby bekommt schon nach 5 Tagen wieder ausreichend Vitamin-D über deine Muttermilch.

Falls du nicht stillst, ist das kein Problem. Starte sofort nach der Geburt damit, deinem Baby regelmäßig Vitamin-D zu geben. Dafür sind die kleinen Flaschen mit Pipette am besten geeignet. Diese Vitamin-D-Tropfen gibt es in verschiedenen Konzentrationen. Wenn auf deiner Flasche drauf steht »**500 IU** pro Tropfen«, dann gib deinem Baby **jeden Tag** einen Tropfen davon.

Falls du vom Kinderarzt eine Flasche mit Vitamin-D plus Fluor bekommen hast, entsorge sie und kaufe dir Vitamin-D-Tropfen ohne Fluor. Fluor hat früher schon Kinder beschädigt. Man erkennt es heute an den Erwachsenen, die leuchtend weißen Flecken im Zahnschmelz haben. Tatsächlich ist Vitamin D im Verbund mit Magnesium dafür verantwortlich, wie fest die Zähne werden.

Du hast es »**lange**« **vergessen**, die Vitamin-D-Tropfen zu geben? »Lange« bedeutet, einen ganzen Monat lang oder noch länger. Das ist zwar nicht ideal, aber du kannst das Problem sofort beheben: Gib deinem Baby genau 1 Woche lang jeden Tag sieben Tropfen. Exakt 3500 IU pro Tag sind ideal. Am Ende der Woche sollte dein Baby insgesamt **24.500 IU** Vitamin D bekommen haben.

Danach kehrst du zurück zu **500 IU** Vitamin D täglich.

AB 7 BIS ZU 13 KILOGRAMM: ETWA BIS 2 JAHRE

Dein Kind MUSS regelmäßig von dir Vitamin-D bekommen. Solltest du das unterlassen, riskierst du, dass dein Kind oft krank ist und zudem Rachitis bekommt. Das bedeutet: abgeflachter Hinterkopf, krumme Beine und Rippenbrüche beim Hochheben.

Besorge dir **Vitamin-D plus Vitamin-K** als Tropfen-Flasche mit der Menge **1000 IU Vitamin D** pro Tropfen. Gib deinem Baby jeden Tag einen Tropfen davon direkt in den Mund. Vitamin-D-Tropfen ohne Vitamin-K-Zusatz sind auch in Ordnung, aber wenn du ohnehin eine neue Flasche für dein Kind einkaufst, kannst du auch gleich das Best-mögliche auswählen.
<u>Beachte</u>: In einem Wasserglas oder in einem Fläschchen solltest du die Tropfen NICHT geben, weil das Öl gerne am Rand kleben bleibt und somit nicht im Kindermund landet.

Falls dir die tägliche Tropfen-Gabe für dein Kind lästig ist, kannst du es vereinfachen: Gib deinem Baby **jeden Sonntag 7000 IU Vitamin-D** als Tropfen direkt in den Mund, oder träufle die 7 Tropfen auf den Brei-Löffel oder ein Brot-Häppchen. Stelle dir am besten gleich auf deinem Handy eine sich wöchentlich wiederholende Erinnerung ein – so wird es nicht vergessen.

Du hast es »**lange**« **vergessen**, die Vitamin-D-Tropfen zu geben? »Lange« bedeutet, einen ganzen Monat lang oder noch länger. Das ist zwar nicht ideal, aber du kannst das Problem sofort beheben: Gib deinem Baby genau 1 Woche lang jeden Tag 7 Tropfen. Exakt 7.000 IU pro Tag sind ideal. Am Ende der Woche sollte dein Kleinkind **insgesamt 49.000 IU** Vitamin D bekommen haben.
Danach kehrst du zurück zu **1000 IU** Vitamin D täglich.

Dein Kind MUSS regelmäßig von dir Vitamin-D bekommen.
Inzwischen benötigt dein Kind **1500 IU Vitamin D pro Tag**.

Du kannst weiterhin die 1000-IU-Vitamin-D+45 Mikrogramm-Vitamin-K-Tropfen
verwenden, und die Tropfen-Anzahl an den größeren Körper anpassen.
• Entweder an einem Tag einen Tropfen und am nächsten Tag zwei
• Oder jeden zweiten Tag 3 Tropfen
• Oder jeden Sonntag 10 Tropfen

Du hast es »**lange**« **vergessen**, die Vitamin-D-Tropfen zu geben? »Lange« bedeutet, einen ganzen Monat lang oder noch länger. Das ist zwar nicht ideal, aber du
kannst das Problem sofort beheben: Gib deinem Kleinkind genau 1 Woche lang
jeden Tag 10 Tropfen. Exakt 10.000 IU pro Tag sind ideal. Am Ende der Woche
sollte dein Kleinkind **insgesamt 70.000 IU** Vitamin D bekommen haben.
Falls dir die Tropfen-Zählerei auf die Nerven geht, ist das kein Problem: Es gibt
sehr kleine Vitamin-D-Tabletten mit 10.000 IU, die auch ein kleines Kind sehr gut
runter schlucken kann.
Danach kehrst du zurück zu den **1500 IU** Vitamin D täglich.

Enorm wichtig ist auch **Omega 3 als Nahrungsergänzungsmittel** für dein Kind.
Es steigert die Intelligenz, sorgt für gesunde Augen und heilt die kindliche Überaktivität. Kaum ein Kind isst gern und regelmäßig Heringe oder Sardinen, was
notwendig wäre, um das Gehirn richtig zu versorgen.
Kaufe dir hochwertiges Kinder-Fischöl, das vom Löffel eingenommen werden
kann. Die heutigen Kinder-Fischöl-Produkte sind im Vergleich zum Lebertran
der früheren Generationen geradezu schmackhaft. Spare nicht an der angegebenen Menge. Dein Kind sollte lieber etwas mehr als etwas zu wenig Omega 3 bekommen.
Meine 2-jährige Enkelin mochte es, die Fischöl-Kapseln ihrer Mutter wie Bonbons
zu lutschen. Eigentlich sind die großen 1-Gramm-Kapseln für Erwachsene gemacht, damit man sie schlucken kann und den Fischöl-Geschmack vermeidet.
Falls dein Kind ebenfalls den Geschmack von deinen eigenen Fischöl-Kapseln
lieben sollte: **Ein Gramm Fischöl pro Tag** ist die richtige Menge.

Dein Kind MUSS regelmäßig von dir Vitamin-D bekommen.
Inzwischen benötigt dein Kind **2500 IU Vitamin D pro Tag**.

Jetzt lohnt es sich, Vitamin-D-Tropfen mit 5000 IU zu verwenden.
- Entweder Tropfen jeden zweiten Tag
- Oder jeden Sonntag drei Tropfen bei 21-25 Kilogramm
- Oder jeden Sonntag vier Tropfen bei 26-29 Kilogramm

Du hast es »**lange**« **vergessen**, die Vitamin-D-Tropfen zu geben? »Lange« bedeutet, einen ganzen Monat lang oder noch länger. Das ist zwar nicht ideal, aber du kannst das Problem sofort beheben: Gib deinem Kleinkind genau 1 Woche lang jeden Tag 4 Tropfen. Exakt 20.000 IU pro Tag sind ideal. Am Ende der Woche sollte dein Kind **insgesamt 140.000 IU** Vitamin D bekommen haben.
Falls dir die Tropfen-Zählerei auf die Nerven geht, ist das kein Problem: Es gibt sehr kleine Vitamin-D-Tabletten mit 10.000 IU, die auch ein kleines Kind sehr gut runter schlucken kann. Verteile die 14 Tabletten auf eine Woche.
Danach kehrst du zurück zu den **2500 IU** Vitamin D täglich.

Enorm wichtig ist auch **Omega 3 als Nahrungsergänzungsmittel** für dein Kind. Es steigert die Intelligenz, sorgt für gesunde Augen und heilt die kindliche Überaktivität. Kaum ein Kind isst gern und regelmäßig Heringe oder Sardinen, was notwendig wäre, um das Gehirn richtig zu versorgen. Kaufe dir hochwertiges Kinder-Fischöl, das vom Löffel eingenommen werden kann. Dein Kind sollte lieber etwas mehr als etwas zu wenig Omega 3 bekommen.
Manche Kinder mögen es, die Fischöl-Kapseln ihrer Eltern wie Bonbons zu lutschen. Eigentlich sind die großen 1-Gramm-Kapseln für Erwachsene gemacht, damit man sie schlucken kann und den Fischöl-Geschmack vermeidet. Falls dein Kind ebenfalls den Geschmack von deinen eigenen Fischöl-Kapseln lieben sollte: **1 bis 2 Gramm Fischöl pro Tag** ist die richtige Menge.

Ab 4 Jahren kannst zusätzlich **Multivitamin-Kautabletten** für Kinder besorgen. Das ist sinnvoll, um die üblichen Mängel in der Ernährung auszugleichen.

Dein Kind MUSS regelmäßig von dir Vitamin-D bekommen.
Inzwischen benötigt dein Kind **3500 IU Vitamin D pro Tag**.

Jetzt lohnt es sich, Vitamin-D-Tabletten mit 10.000 IU zu verwenden.
• eine Tablette jeden dritten Tag bei 30-37 Kilogramm
• eine Tablette jeden zweiten Tag bei 38-45 Kilogramm
• Oder jeden Sonntag zwei plus eine halbe Tablette

Du hast es »lange« **vergessen**, die Vitamin D zu geben? »Lange« bedeutet, einen ganzen Monat lang oder noch länger. Das ist zwar nicht ideal, aber du kannst das Problem sofort beheben: Gib deinem Teenager genau 1 Woche lang jeden Tag 2 plus eine halbe Tablette. Exakt 20.000 IU pro Tag sind ideal. Am Ende der Woche sollte dein Kind **insgesamt 175.000 IU** Vitamin D bekommen haben.
Danach kehrst du zurück zu den **3500 IU** Vitamin D täglich.

Falls dir die 175.000 IU als eine »zu hohe« Zahl erscheinen sollte: Bedenke, dass Neugeborene früher 400.000 IU Vitamin D als Injektion erhalten haben, um Rachitis zu vermeiden. Ihr Teenager bekommt innerhalb einer Woche also weniger als die Hälfte der Baby-Vorsorge. In diesem Licht betrachtet wirkt diese Zahl sehr klein, und du solltest die Vitamin-D-Gaben besonders während der Entwicklungsphase auf keinen Fall reduzieren.

Enorm wichtig ist auch **Omega 3 als Nahrungsergänzungsmittel** für dein Kind. Es steigert nachgewiesenermaßen die Intelligenz bei Teenagern auch OHNE Lernübungen. **2 Gramm Fischöl pro Tag** ist die richtige Menge.

Du kannst zusätzlich **Multivitamin-Kautabletten** für Kinder besorgen. Das ist sinnvoll, um die üblichen Mängel in der Ernährung auszugleichen.

VERWENDE FÜR DEINEN TEENAGER AB DEM KÖRPERGEWICHT VON 45 KILOGRAMM DAS ERSTE KAPITEL IN DIESEM BUCH: »WICHTIG FÜR DICH AB 20 JAHREN«

WARUM REICHT GESUNDE ERNÄHRUNG NICHT?

- In den Böden ist nicht mehr drin, was vor der Erfindung der industriellen Landwirtschaft noch drin war. In manchen Regionen ist haben die Gletscher der Eiszeit die Böden ausgewaschen. Jod- und Selenmangel ist eine Folge davon.
- Die Umweltverschmutzung hat verursacht, dass giftiges Quecksilber sich in allen Fischen finden lässt. Deshalb sind die Mengen an Fisch, die gesund wären, nicht mehr empfehlenswert. Gereinigtes Fischöl ist die gesunde Alternative in der Neuzeit.
- Lachs bekommt in Fischfarmen teilweise pflanzliches Futter als Krebs- und Krill-Ersatz, um Kosten zu sparen.
- Fleisch- und Milch-gebende Tiere bekommen Soja statt Weidegras, was den Omega-3-Gehalt niedrig werden lässt.
- Durch das weite Reisen von Nahrungsmitteln ist im Gemüse zu wenig Vitamin C übrig, wenn es auf den Tisch kommt.
- Die moderne Verarbeitung von Weizen entfernt fast das gesamte Magnesium, das früher im Brot noch vorhanden war.
- Moderne Menschen essen viel weniger Nüsse und viel weniger pflanzliche hochwertige un-erhitzte Öle, als es die Generationen vor uns taten.
- Gesunde Snacks sind in Vergessenheit geraten.

WARUM BRAUCHE ICH EINEN WOCHEN-PILLEN-ORGANIZER?

Es ist aufwendig, jeden Morgen alle Zutaten einzeln aus den verschiedenen Schachteln zu nehmen. Einmal pro Woche alle passenden Pillen auf die Döschen zu verteilen ist praktisch und zeit-sparend.

Mit einem Wochen-Pillen-Organizer kannst du immer im Blick behalten, ob du deine Vitamine vergessen hast.

Mit einem Wochen-Pillen-Organizer kannst du sicher stellen, dass du deine Vitamine nicht aus Versehen doppelt einnimmst.

WARUM BRAUCHE ICH MULTIVITAMINE?

Die grundlegenden Vitamine und Mineralien sind nicht veraltet und nach wie vor
»leistungsfähig«. Von Vitamin A bis zum Mineral Zink, der Körper ist auf diese Nährstoffe vollständig angewiesen, um gesund zu bleiben.
Auf das neueste Heilkraut aus dem Amazonas, welches als Allheilmittel angepriesen
wird, kannst du getrost verzichten, nicht aber auf Vitamine und Mineralien.

Indem du Nahrungsergänzungen zu deiner Ernährung hinzufügst, kommst du deinem Ziel von optimaler Gesundheit näher, als mit Diäten und Sport alleine.

Multivitamine ergänzen wichtige Vitamine und Mineralien, welche sonst fehlen wür-
den. Multivitamine helfen dem Körper bei der Bewältigung vieler verschiedener Auf-
gaben, ohne dass wir uns dessen bewusst sind.
Diese Aufgaben sind unter anderem das Reparieren von beschädigtem Gewebe, das
Verdauen von Nahrung, das Regulieren unseres Herzschlages, die Regulierung der
Hormone, die Versorgung unseres Gehirns und unserer Augen.

Es hat sich als schwierig erwiesen, ein angemessenes Niveau an diesen Nährstoffen zu
sich zu nehmen, selbst mit einer bewussten Ernährung.
Das ist der Grund, weshalb sich qualitativ hochwertige Vitamin-Nahrungsergänzun-
gen als wichtiger Teil einer ausgewogenen Ernährung etabliert haben.

Multi-Vitamine können dabei helfen, den Alterungsprozess zu verlangsamen, und sind
deswegen ein fester Bestandteil jedes Anti-Aging-Programms.

Es ist nicht so, dass du gar keine Vitamine aus der Nahrung mehr brauchst, wenn du
ein hoch potentes Multivitamin einnimmst.

Die Mengen auch in den höchst potenten Multivitamin-Kapseln »Two-per-day« von
der Firma Life Extension sind genau so viel, wie ein Erwachsener *mindestens* pro Tag
benötigt.

Warum soll ich Multivitamine täglich einnehmen?

In kleinen Mengen und dafür öfter eingenommen, können Vitamine prinzipiell besser aufgenommen werden, als in großen Mengen und in großen Abständen. Dein Multi-Vitamin täglich einzunehmen ist für alle Vitamine optimal..

Durch eine tägliche Einnahme wird sicher gestellt, dass dein Körper in keinen Mangel-Zustand gerät, und alle Zellteilungs-Vorgänge ideal und nahezu fehlerfrei stattfinden können. Anders gesagt: Tägliche Multivitamine stellen sicher, dass dein Altern langsamer von Statten geht.

Warum sind Multivitamine besser ohne Kupfer und Eisen?

Seit etwa 20 Jahren gilt die Empfehlung, das Element Kupfer aus der Nahrungsergänzung auszuschließen.Der Grund: Kupfer überwindet die sogenannte Gehirn-Schranke genauso wie Aluminium.
Weil Aluminium, das ins Gehirn gelangt, verdächtigt wird, die Entwicklung von Alzheimer zu beschleunigen, wurde der Aluminium-Zusatz aus den Sodbrennen-Tabletten entfernt, und es wurde eine internationale Empfehlung veröffentlicht, die von Kochgeschirr aus Aluminium dringend abrät.

Weil man für Kupfer nicht sicher ist, ob es dem Gehirn nützt oder schadet, wurde in Amerika dieses Element aus allen Multivitaminen entfernt. In Deutschland findet man oft noch Kupfer-Zusätze, sogar in den Frühstücksflocken für Kinder.

Frühstücksflocken sollten NIE mit Eisen angereichert sein, weil sich Eisen über die Jahre hinweg im Körper akkumuliert. Zu viel Eisen steht im Verdacht, schwere Krankheiten wie Alzheimer zu begünstigen.
Auch Eisen - Pfannen geben reichlich Eisen ans Essen ab, wenn etwas Saures wie Tomatensauce darin gekocht wird, besonders wenn sie neu sind.
Vorteilhaft ist das ausschließlich für junge Frauen, weil sie wegen ihrer Monatsblutungen zu Eisenmangel neigen, doch eine angepasste Dosierung ist nicht möglich. Für

Männer und Frauen nach der Menopause ist Kochgeschirr aus Eisen deswegen unge-
eignet. Besser ist es, grundsätzlich Pfannen und Töpfe aus Edelstahl zu verwenden -
das ist neutral beim Kochen.

Wer auf die Dauer zu viel Eisen zu sich genommen hat, kann das ausschließlich auf
einem Weg wieder los werden: durch Blut spenden.

Zu der Frage – weshalb wird das früher übliche Kupfer-Geschirr nicht mehr verwen-
det – gibt es eine überraschende Antwort: Kupfer-Geschirr zerstört beim Kochen das
Vitamin-C in der Nahrung.

WARUM BRAUCHE ICH VIELE VERSCHIEDENE KAPSELN?

Trockene pulvrige Zutaten können miteinander kombiniert und zusammen in einer
Kapsel eingenommen werden. Zudem sind auch ölige Zutaten vonnöten, die mit den
pulvrigen Zutaten leider nicht zusammen in eine Kapsel gepackt werden können.
Und:
Im Multivitamin sind von allen Inhaltsstoffen nur die Mengen drin, die garantiert jeder
Erwachsene mindestens braucht. Alles, was darüber hinaus fehlt, muss als einzelne Ta-
blette dazu genommen werden, z.B. das Vitamin-D, Vitamin-K und Magnesium.
Und:
Es passt nicht alles in eine schluckbare Kapsel hinein.

WARUM BRAUCHE ICH OMEGA 3 ODER FISCHÖL?

Die gesundheitlichen Vorteile von Omega 3 werden seit Jahrzehnten durch zahllose
Studien bestätigt. Omega 3 verbessert, heilt oder verhindert nachgewiesenermaßen
diese Erkrankungen:

- Lernschwäche, Alzheimer
- trockene Haut, Schuppenflechte
- trockene Augen, Glaukom, Makuladegeneration
- Osteoporose, Gelenkschmerzen, Arthritis

- Regelschmerzen
- Bluthochdruck
- Nierenerkrankungen
- Diabetes
- Asthma
- Entzündungen
- Depressionen: 67 % Heilung in 3-8 Wochen mit nur zwei Gramm Fischöl pro Tag
- Übergewicht, Untergewicht

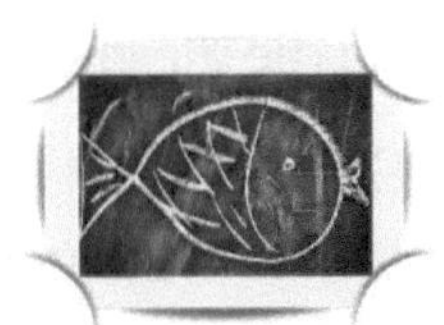

Du isst vermutlich als Deutscher zu wenig - viel viel viel zu wenig - fetten Seefisch. Lachs, Makrele, Hering, Sardinen und Thunfisch sind reich an Omega-3-Fettsäuren. Leider enthalten sie auch Quecksilber. Der Konsum großer Mengen an Fisch und Meeresfrüchten kann deswegen leider heutzutage nicht mehr empfohlen werden. Schadstoffe wie PCBs, Dioxine und Toxine treten manchmal in minderwertigen Fischölen auf. Für dieses Dilemma gibt es eine Lösung. Gereinigtes Fischöl ist der ideale Omega-3-Lieferant.

Mit zwei Gramm Fischöl pro Tag bekommst du EPA plus DHA zusammen mit 1200 mg. Bei dieser Menge wurde nachgewiesen, dass sich die oben aufgezählten Krankheiten um etwa 30 % verbessern. Und es wurde nachgewiesen, dass man 2400 mg benötigt, um eine Heilung bei 70 % zu erzielen.

Deswegen lautet die derzeitige Empfehlung für Erwachsene, täglich vier Gramm gereinigtes hochwertiges Fischöl einzunehmen, was auch für Schwangere ideal ist.

WARUM BRAUCHE ICH MAGNESIUM?

Magnesium ist das neue Vitamin D, denn Magnesium-Mangel hat praktisch jeder, und zur Aktivierung von Vitamin D wir Magnesium gebraucht. Das bedeutet, dass der richtige Vitamin-D-Spiegel nur in Kombination mit ausreichend Magnesium seine Wirkung entfalten kann.

Pflanzen beinhalten verschiede Mengen an Magnesium, je nachdem, auf welchem Boden sie gewachsen sind. Im Vergleich zur Zeit vor 1950 findet man heute nur noch ein Zehntel der Menge an Magnesium in den Lebensmitteln. Beim der modernen Korn-Raffinierung für Brot und Teigwaren werden 95% des gesamten Magnesiums entfernt.

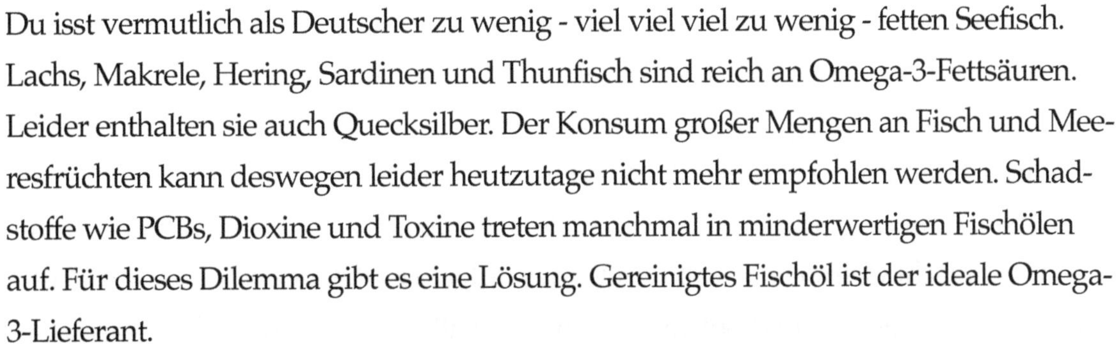

Um die gleiche Menge Magnesium zu bekommen wie unsere Großeltern, müssten wir heute 10 x so viel essen. Selbst wer magnesiumhaltige Lebensmittel wie z.B. Sonnenblumenkerne gern isst: Das ist immer noch nicht genug. Wir haben durch die industrialisierte Landwirtschaft den Hunger besiegt, und wir haben gleichzeitig und unbemerkt einen Mikronährstoff-Mangel erzeugt.

Wir verhungern in einer Welt des Überflusses.

Ähnlich wie Vitamin-D kostet Magnesium »fast nichts« und hat derartig umfassende vorsorgende und heilende Wirkungen, dass jedes Kind und jeder Erwachsene es bekommen sollte – ebenso wie frisches Wasser und frische Luft.

Auch Babies und Kinder leiden unter Magnesium-Mangel.
Rühre deinen Kindern ab dem Alter von 6 Monaten täglich abends Magnesium-Pulver in ihr Gute-Nacht-Getränk ein. Selbst in Wasser aufgelöst ist der Geschmack so unaufdringlich, dass Kinder kein Problem damit haben. Falls doch: in einem Geschmack-Getränk wie Saft oder Milch ist das Magnesiumpulver nicht mehr heraus zu schmecken. Als Schlummertrunk angepriesen und zelebriert wird es nicht vergessen und dein Kind wird ein ausgeglichenes Gemüt und feste Zähne haben.

6-Kilo-Kind	150 mg
12-Kilo-Kind	300 mg
18-Kilo-Kind	450 mg
30-Kilo-Kind	600 mg
42-Kilo-Kind	750 mg
54-Kilo-Kind	900 mg
66-Kilo-Kind	1000 mg = wie Erwachsene

Falls du Durchfall bekommst von deiner Magnesium-Einnahme, hast du vermutlich noch nicht das ideale Produkt gefunden. Orientiere dich am Kapitel: »Magnesium einkaufen« und verwende ein anderes Produkt. Falls du vom idealen Produkt immer noch Durchfall bekommst, kannst du eine Zeit lang weniger einnehmen und es langsam steigern. So verträgst du schlussendlich die ideale Menge.

Abgesehen vom Magnesium-Mangel in den heutigen Nahrungsmitteln gibt es weitere Gründe, die es notwendig machen, dass du Magnesium zum Einnehmen brauchst:

- Magnesium wird über den Schweiß abgegeben. Deswegen brauchen Sportler und Sauna-Fans größere Mengen.

- Magnesium wird bei Alkohol- und Drogenkonsum verbraucht. Deswegen brauchen diese Menschen größere Mengen.

- Magnesium wird bei Stress verbraucht. Deswegen brauchen die meisten Menschen größere Mengen.

- Magnesium wird verbraucht, wenn das passive Vitamin-D im Blutkreislauf aktiviert werden soll, um Krankheiten zu bekämpfen. Deswegen braucht jeder eine ausreichende Menge, um gesund zu bleiben.

- Deine Magnesium-Aufnahme wird jedesmal blockiert, wenn du Cola oder Limo trinkst. Deswegen brauchen diese Menschen größere Mengen.

- Manche Medikamente verbrauchen Magnesium, z.B. Antibabypille, Entwässerungsmittel, Kortison, Kalzium, Digitalis-Präparate, ACE-Hemmer. Deswegen brauchen diese Menschen größere Mengen.

Typische Magnesium-Mangel-Symptome sind:

- Verstopfung
- Chronische Müdigkeit
- Hörsturz, Tinnitus, Lärmempfindlichkeit
- Migräne, Kopfschmerzen, Konzentrationsschwäche
- Schwindel, Übelkeit, Depression
- Wadenkrämpfe, Augenlid-Zucken, Muskelschwäche
- Schlafprobleme, unruhige Beine beim Schlafen
- Nervosität, Reizbarkeit
- kalte Hände und Füße, Kribbeln in den Händen
- brüchige Fingernägel, Haarausfall
- Karies
- Magenkrämpfe, Regelschmerzen

- Diabetes
- Übergewicht
- hoher Blutdruck
- Schlaganfall, Herzrhythmusstörung, Herzinfarkt
- chronische Nierenerkrankungen
- beschleunigte Zell-Alterung

Wer gesund ist, kann Magnesium nicht überdosieren, denn wie beim Vitamin-C spülen die Nieren über den Urin einfach aus, was zu viel ist.

Solange du von deiner Dauer-Magnesium-Einnahme keinen Dauer-Durchfall bekommst, passt eine großzügige Magnesium-Einnahme-Menge für dich.

Franzosen sagen, wenn jemand mürrisch drein blickt: »Brauchst du mal wieder ne Magnesium-Kur, oder was?«
Besser als eine gelegentliche Kur ist es, täglich Magnesium einzunehmen, denn der Körper kann große Mengen Magnesium auf einmal nicht annehmen. Stetige kleine Mengen werden besser absorbiert und im Körper gespeichert.
Solltest du Augenlid-Zucken oder Wadenkrämpfe bekommen, ist das ein Zeichen für extremen Magnesium-Mangel und ein Vorbote für Herzrhythmusstörungen im Alter. Leichten oder mittleren Magnesium-Mangel bemerkt man normalerweise nicht.

WARUM BRAUCHE ICH VITAMIN K?

Vitamin K baut Arterienverkalkung ab und sorgt dafür, dass sich keine neuen Ablagerungen bilden, wenn du die richtige Menge an Vitamin K einnimmst.

Diese adern-reinigende Wirksamkeit wurde am Menschen vielfach nachgewiesen bei einer dauerhaften Einnahme von täglich 200 mg Vitamin-K.

Vom Vitamin K freigeräumte Adern lassen den Blutdruck auf natürliche Weise sinken, und das Vitamin K schützt dich vor der Todesursache Nummer eins, den Herz-Kreislauf-Erkankungen.

Die Ernährung *könnte* uns mit ausreichend Vitamin-K versorgen, aber nur, solange wir **über 10 und unter 40 Jahre** alt sind.

Bei kleinen Kindern und bei älteren Menschen ist der Darm nicht fähig, ausreichend Vitamin-K aus den Nahrungsmitteln heraus zu lösen. Auch bei idealer Ernährung mit viel Blattgrün sind Kinder und Senioren gefährdet durch einen Vitamin-K-Mangel.

Bei Kindern bemerkt man es gar nicht. Bei Senioren bemerkt man es erst, wenn die Arteriosklerose zu Bluthochdruck und später zu einem Schlaganfall geführt hat.

Es ist ein Fehler der Natur: Ähnlich wie bei den Zähnen eines Elefanten, der verhungert, weil er seinen letzten Zahnsatz abgekaut hat.
Er könnte »mit Gebiss« – man weiß nicht wie alt – werden, aber die Natur hat ihn mit diesem Fehler ausgestattet.

Den Naturfehler am Menschen können wir inzwischen beseitigen durch die regelmäßige Einnahme von Vitamin K.

WAS BRAUCHE ICH ERST AB 40 JAHREN?

1. **Pregnenolon** dient normalerweise der Vermeidung von Alterskrankheiten, aber Pregnenolon ist auch für alle Altersgruppen ein Medikament, um diese Krankheiten zu behandeln: Depression, bipolare Störung, Burnout, Addison, Parkinson, Alzheimer, Multiple Sklerose, Lupus, Sklerodermie, Nervenverletzung durch Unfall, Verbrennung, elektrischer Schock, Herzkrankheiten, abnormer Cholesterinspiegel, Hör- und Sehfunktionsstörungen, benigne Prostatahyperplasie, Muskelschwund, schwaches Immunsystem, Diabetes, rheumatische Entzündungserkrankung, Spondylitis ankylotika und ADHS.
Jüngere Menschen unter 40 Jahren sollten Pregnenolon nicht »einfach so« einnehmen, weil es unter 40 Jahren teilweise zu Sexualhormonen umgewandelt wird und die individuelle Wirkung ärztlich überwacht werden muss.

2. **DHEA** dient normalerweise der Vermeidung von Alterskrankheiten.
Studien zeigen, dass DHEA auch **für psychoaktive Medikamente ein Ersatz** sein kann. Schizophrene Patienten, die sechs Wochen lang 200 mg DHEA pro Tag ein-

nahmen, zeigten deutliche Verbesserungen. Bei der Behandlung von Depressionen und Angstzuständen zeigt DHEA das dramatischste Versprechen für die psychische Gesundheit. Weitere Forschungen werden in Zukunft genauere Ergebnisse bringen.

3. **Melatonin** dient normalerweise der Vermeidung von Alterskrankheiten, aber Melatonin ist auch für alle Altersgruppen ein nebenwirkungsfreies Schlafmittel. Menschen unter 40 Jahren können Melatonin in der Dosierung von 0,5 mg oder 1 mg als Schlafmittel anwenden.

4. **Naturidentisches Progesteron / Testosteron** dient der Vermeidung von Alterskrankheiten.

5. **Weizenprotein** soll dem Abbau von Muskelmasse und Gewicht entgegenwirken und wird ab dem 70. Lebensjahr empfohlen.

6. **Coenzym Q10** dient der Vermeidung von Alterskrankheiten und wird ab 40 Jahren empfohlen, um Fette und Zucker weiterhin gut in Energie umzuwandeln zu können.

Warum soll ich meine Ergänzungen nicht im Supermarkt kaufen?
Die Vitamin-Produkte, die im deutschen Supermarkt angeboten werden, sind zu schwach dosiert, um wirksam sein zu können.

Um die richtige Menge für die richtige Wirkung zu bekommen müsste man jeweils mindestens 2 bis zu 20 von diesen Tabletten einnehmen.
Das ist unangenehm zu schlucken und es ist unnötig teuer.
Die Supermarkt-Vitamine haben eher einen Placebo-Effekt.

In Amerika ist das anders. Dort gibt es in jedem Supermarkt eine Medizin-Ecke, in der auch wirksame Vitamin-Mischungen angeboten werden, z.B. Vitamin-D mit 50.000 IU pro Tablette. Für diese Menge bräuchtest du 125 Stück von den deutschen Vitamin-D-Supermarkt-Tabletten.

Über eine Online-Bestellung ist es jedoch kein Problem, an gute Ware zu gelangen.

Medizinprodukte über Amazon zu bestellen ist vermutlich nicht ausreichend sicher, aber eine Bestellung direkt bei seriösen Herstellerfirmen ist nach wie vor ein guter Weg, um an qualitativ hochwertige Ware zu gelangen.

Beachte:
Die Aktivierung von **Vitamin-D** im Blut benötigt Magnesium. Weil die meisten Menschen unerkannt unter Magnesium-Mangel leiden, könnte deine Vitamin-D-Einnahme OHNE Magnesium unter Umständen andere, neue Probleme verursachen, weil der vorhandene Magnesium-Mangel verstärkt werden würde.

Deswegen:
Achte darauf, dass du deine Vitamin-D-Therapie immer **zusammen mit Magnesium** kombinierst.

VITAMIN-D EINKAUFEN

Je nachdem, was dir persönlich besser zusagt, kannst du wählen zwischen Öl-tropfen, winzig kleinen Tabletten, teilbaren Tabletten, Pulver und es gibt Vitamin D sogar als Hautcreme.

Selbst das preis-günstigste aller verfügbaren Produkte wurde ausführlich getestet und ist zuverlässig wirksam.

Die Inhaltsmengen von Vitamin-D pro Tablette variieren.
Es gibt Vitamin-D mit diesen Inhalts-Mengen pro Tablette zu kaufen:
1000 IU, 3000 IU, 5000 IU, 8000 IU, 10.000 IU, 20.000 IU und 50.000 IU.

Innerhalb Deutschlands bekommt man im Supermarkt leider nur die passende Menge für ein 3,5-Kg-Baby mit 400 IU pro Tablette. Eine Online-Bestellung ist somit der einzig gangbare Weg, um an Vitamin-D heranzukommen.

Die Mengenangabe **IU** oder **IE** bedeutet genau das selbe. IU bedeutet »international Units« und IE bedeutet »internationale Einheiten«.
Manchmal wird der Vitamin-D-Gehalt in Mikrogramm angegeben. Das Umrechnen geht so: **Mikrogramm mal 20 = IU / IE**

Das üblicherweise verwendete Vitamin-D-3 ist ein passives Hormon. Es soll reichlich im Blut vorhanden sein, damit deine Nieren daraus aktives Vitamin-D herstellen können. **Falls deine Nieren nicht richtig arbeiten**, benötigst du das aktive 1,25-OH-Vit. D3, weil deine Nieren unter Umständen nicht mehr in der Lage sind, von 25-OH-Vit.D3 in 1,25-OH-Vit.D3 umzuwandeln.

Beachte bei Vitamin D als Tropfen: In ein Getränk getropft kann es sein, dass der eine wirksame Tropfen am Glasrand hängen bleibt. Tropfe deswegen direkt in deinen Mund oder auf etwas Essbares.

Magnesium einkaufen

Die passende Magnesium-Dosierung für ältere Menschen ist keinesfalls mit 400 mg täglich zu gewährleisten. Täglich 500 mg Magnesium ist eine *Minimaldosierung.*

Drei mal täglich 500 mg Magnesium sind ideal für Gesunde.
Für Kranke, Saunagänger, Sportler, Alkoholkonsumenten, Drogensüchtige und Gestresste darf die tägliche Menge sogar verdoppelt werden auf bis zu drei mal täglich 1000 mg.

Magnesium hat eine besondere Eigenart: je öfter kleine Mengen eingenommen werden, desto mehr kann vom Körper angenommen werden. Deswegen wirkt eine große Menge auf einmal eingenommen weniger, als wenn kleine Mengen über den Tag verteilt eingenommen werden. Deswegen gibt es Kapseln mit 150 mg Magnesium, die man fünf mal pro Tag einnehmen soll.

Mir persönlich ist das lästig, weil ich ohnehin schon genügend Tabletten in meinem Organizer zu verwalten und einzunehmen habe. Deswegen habe ich für mich eine andere Lösung entwickelt.

Ich gebe jeden Morgen mein Magnesium als Pulver in eine Flasche Sprudelwasser und trinke es über den Tag verteilt aus.

Ich verwende **Tri-Magnesium-Di-Citrat** als Pulver. Es greift weder Zähne noch Magen an, wird optimal aufgenommen und schmeckt in reichlich Wasser aufgelöst fast nach nichts. In kalte Getränke eingerührt bemerkt man es gar nicht.

TriMagnesiumDiCitrat als Pulver bekommst du zum Beispiel bei «syglabs.de«.

Wer Magnesium als TriMagnesiumDiCitrat oder Magnesium-Citrat-Kapseln einnimmt, hat damit gleichzeitig ein basisch wirkendes Medikament.
Das **Citrat wirkt basisch** und überschüssige Säuren werden gebunden und **durch die Atemluft** über die Lungen **abgegeben.** Ein Säure-Basen-Medikament, ein

Sodbrennen-Medikament oder ein Natron-Bad wirst du dann nicht mehr brauchen.

Magnesium-Citrat oder TriMagnesiumDiCitrat ist für jeden geeignet, und besonders heilsam für Menschen mit **Verstopfung** und **zu viel Magensäure**.

Wer Nierensteine hat, sollte unbedingt Magnesium-Citrat wählen, weil es auf die Dauer und in ausreichender Menge eingenommen, die **vorhandenen Nierensteine wieder auflösen** kann.

Kaufe dein Magnesium-Citrat vorzugsweise **als Kapseln** und meide Magnesium-Citrat-Pulver, weil es auf Dauer die Zähne angreift. Wenn du Pulver verwenden willst, kannst du TriMagnesiumDiCitrat verwenden.

Magnesium-Carbonat ist besonders geeignet für Menschen, die unter **Sodbrennen** leiden.

Magnesium-Oxid-Kapseln solltest du vermeiden, denn die führen bei den meisten Menschen zu Durchfall. Sie haben lediglich den Vorteil, dass sie schnell aufgenommen werden. Als **Medikament gegen Verstopfung** ist Magnesium-Oxid ideal.

Magnesium-Brause-Pulver aus dem Supermarkt solltest du prinzipiell vermeiden, denn es schadet den Zähnen, weil die Säure darin den Zahnschmelz angreift – in der gleichen Weise wie Fruchtsäfte es tun.

Beachte, <u>falls du Medikamente einnimmst</u>:

Nimm dein Magnesium mit mindestens zwei Stunden Abstand zu deinem Medikament, weil es die Wirkung abschwächen könnte.

Besonderheit bei Antibiotikum: Achte auf eine Pause von sechs Stunden zwischen Magnesium und Antibiotikum, oder lasse dein Magnesium während der Antibiotikum-Kur vorübergehend ganz weg.

Die Inhaltsmengen auch im höchst potenten Multivitamin »Two-per-day« sind genau so viel, wie ein Erwachsener **mindestens** pro Tag benötigt.
Versuche nicht, zu sparen, und nur die Hälfte davon zu nehmen. Damit bringst du dich um den Gesundheitsvorteil dieser ausgeklügelten Vitamin-Kombination, die sich als wirksam erwiesen hat.

Zum Beispiel benötigt man mindestens 200 Mikrogramm Selen pro Tag, damit Selen als Langlebigkeits-Faktor und Krebsschutz wirksam sein kann. Genau diese 200 Mikrogramm sind in den „Two-per-day" enthalten.

Die Firma »Lifeextension« ist unschlagbar bei Preis und Inhalt mit ihrem Multivitamin »Two-per-day«. Abgesehen vom günstigen Preis kaufe ich mein Multivitamin auch deswegen dort, weil hier »Apigenin« enthalten ist, welches gegen Krebs und Alzheimer schützt.

Du kannst es zum Beispiel hier einkaufen:
www.lifeextensioneurope.de/two-per-day-capsules-120-caps-eu

Die »Two-per-day« in den USA waren bis 2022 exakt gleich wie die in Europa verkauften. Seit 2022 gibt es »Two-per-day **EU**«. Diese enthalten weniger
- Vitamin A
- Vitamin B 6
- Folat
- gemischte Tocopherole (natürliches Vitamin E) fehlt ganz

Ich kaufe deswegen meine »Two-per-day« in den USA ein, oder über einen Importeur wie zum Beispiel: de.iherb.com

Solltest du nach einer anderen Einkaufsmöglichkeit für dein Multivitamin suchen, kannst du dich an der nachfolgenden Tabelle orientieren, um fest zu stellen, ob das Multivitamin deiner Wahl qualitativ ausreichend ist.

Dein hochdosiertes Multivitamin sollte nach aktuellem Forschungsstand exakt diese Mengen pro Tages-Portion enthalten:

Vitamin A (als Beta-Carotin, Acetat) (5.000 IE)	1500 mcg
Vitamin C (als Ascorbinsäure-, Calcium- und Niacinamidascorbat)	470 mg
Vitamin D3 (als Cholecalciferol) (2.000 IE)	50 mcg
Vitamin E (als D-alpha-Tocopherylsuccinat, D-alpha-Tocopherol)	67 mg
Thiamin (Vitamin B1) (als Thiamin-HCl)	75 mg
Riboflavin (Vitamin B2) (als Riboflavin Riboflavin-5'-phosphat)	50 mg
Niacin (als Niacinamid, Niacinamidascorbat)	50 mg
Vitamin B6 (als Pyridoxin-HCl, Pyridoxal-5'-phosphat)	75 mg
Folat (als L-5-Methyltetrahydrofolat-Calcium-salz)	680 mcg
Vitamin B12 (als Methylcobalamin)	300 mcg
Biotin	300 mcg
Pantothensäure (als D-Calciumpantothenat)	50 mg
Jod (als Kaliumjodid)	150 mcg
Magnesium (als Magnesiumoxid)	100 mg
Zink (als Zinkcitrat L-OptiZinc® Zinkmono-L-methioninsulfat)	25 mg
Selen [als Natriumselenit, SelenoExcell® Hefe mit Steuern Selengehalt, Se-Methyl-L-Seleno-cystein]	200 mcg

Mangan (als Mangancitrat, Gluconat)	2 mg
Chrom [als Crominex® 3+ Chrom stabilisiert mit Capros® Amla Extrakt (Frucht), PrimaVie® Shilajit]	200 mcg
Molybdän (als Molybdän-Aminosäure-Chelat)	100 mcg
Inosit	50 mg
Alpha-Liponsäure	25 mg
Natürliche gemischte Tocopherole (mit Gamma, Delta, Alpha, Beta)	20 mg
Bio-Quercetin-Phytosom (enthält 5 mg Quercetin [aus japanischem Sophorakonzentrat (Blütenknospe)], Phosphatidylcholin-Komplex [aus Sonnenblume])	15 mg
Ringelblumenextrakt (Blume) [std. bis 5 mg *trans*- Lutein, 155 µg *trans*- Zeaxanthin]	11,12 mg
Apigenin	5 mg
Bor (als Boraminosäurechelat)	3 mg
Lycopin [aus LycoBeads® natürlichem Tomatenextrakt]	1 mg

Beachte:

Hier sind 2000 IU <u>Vitamin-D</u> schon mit drin. Das ist genau die Menge, die jeder Erwachsene mindestens täglich verbraucht. In Deutschland lebende Menschen benötigt weitaus mehr Vitamin-D. Deswegen ist es leider nötig, dass du dir zusätzlich ein Vitamin-D-Präparat besorgst. Von deiner berechneten Tages-Vitamin-D-Dosierung kannst du diese 2000 IU wieder abziehen, falls du dieses »Two-per-day« Multivitamin verwendest.

Das Gleiche gilt für <u>Magnesium</u>: 100 mg ist eine winzige Menge. Deswegen ist es leider nötig, dass du dir zusätzlich ein Magnesium-Präparat besorgst.

Die Zusammensetzung des optimalen Multivitamins wird hin und wieder verändert und an die neuesten Forschungsergebnisse angepasst.

Die Veränderung von 2019 auf 2020:
- Vitamin-A wurde von 600 mcg erhöht auf 1500 mcg
- Vitamin-E wurde von 69,5 mg reduziert auf 67 mg
- Vitamin-B6 wurde von 20 mg erhöht auf 75 mg

Die Veränderung von 2020 auf 2021:
- Folat wurde von 400 mcg erhöht auf 680 mcg

Alle anderen Inhaltsstoffe sind gleich geblieben.

Die wichtigsten Orientierungspunkte beim Vergleichen sind

1. **Selen**. Die Menge von 200 mcg Selen sollte unbedingt enthalten sein, weil Selen gebraucht wird, um die Schilddrüse zu schützen. Deutschland gilt als Jod- und Selen-Mangelgebiet. Der Mangel dieser beiden Stoffe ist verantwortlich für die vielen Schilddrüsen-Erkrankungen, besonders in Bayern.

2. **Bor** sollte mit 3 mg unbedingt enthalten sein.

3. **Vitamin B 12** sollte mit 300 mcg unbedingt enthalten sein.

4. **Zink** sollte mit 25 mg unbedingt enthalten sein.

5. **Jod** sollte mit 150 mcg enthalten sein, falls du kein extra Jod einnimmst.

Keine besondere Rolle spielen die Mengen für

1. Magnesium, denn es ist immer viel zu wenig Magnesium im Multivitamin enthalten, und es muss ohnehin extra eingenommen werden.

2. Vitamin D, denn es ist immer viel zu wenig Vitamin D im Multivitamin enthalten, und es muss ohnehin extra eingenommen werden.

3. Vitamin K, denn es ist immer viel zu wenig Vitamin K im Multivitamin enthalten, und es muss ohnehin extra eingenommen werden.

4. Kalzium braucht im Multivitamin gar nicht enthalten zu sein. Jeder Europäer, der Milchprodukte verzehrt, bekommt ausreichend Kalzium. Asiaten, die keine Milchprodukte vertragen, essen üblicherweise viel Sesam und bekommen damit ebenfalls ausreichend Kalzium über ihre normale Ernährung.

Weitere Anhaltspunkte beim Vergleichen sind

1. Falls Apigenin mit 5 mg enthalten ist, kann man dies als ein Zeichen dafür betrachten, dass diese Firma die Vitaminmischung auf einem neuen Stand der Wissenschaft hergestellt hat.

2. Falls Kufper enthalten ist, entspricht dies dem Stand der Wissenschaft von vor 30 Jahren, und ist somit wenig vertrauenserweckend.

Fischöl-Kapseln enthalten verschiedene Mengen der beiden Fettsäuren EPA und DHA. Wieviel Gramm wovon ist nicht von Bedeutung. Wichtig ist, dass die Summe der beiden Fettsäuren EPA und DHA zusammen die richtige Menge aufweist. **Pro Gramm Fischöl** sollten **EPA plus DHA zusammen etwa 600 mg** ergeben.

Krillöl scheint in geringeren Mengen die gleiche Wirkung zu haben wie Fischöl. Die Forschung für Krillöl hat gerade erst begonnen, weshalb von Wissenschaftlern zur richtigen Dosierung noch keine Aussagen gemacht wurden.

Gegenanzeigen: Fischöl solltest du *nicht* einnehmen:
- zusammen mit Bluthochdruck-Medikamenten
- zusammen mit Blutverdünnern wie Aspirin / Warfarin
- bei Meeresfrüchte-Allergie
- bei Lebererkrankungen
- bei AIDS

Für **Vegetarier** ist es kaum möglich, genügend Omega3 durchs Essen zu bekommen. Zum Beispiel: Um zwei Gramm Fischöl durch Leinöl zu ersetzen, bräuchtest du 10 EL Leinöl. Für Vegetarier gibt es eine wunderbare Lösung: die Fettsäure DHA hergestellt aus Algen.

Für alle anderen **ist Fischöl die bessere Wahl**, weil es zusätzlich entzündungshemmend wirkt und somit das natürliche Altern verlangsamt.

Die richtige Dosierung für Fischöl pro Tag ist:
- Minimum zur Gesundheitserhaltung 1 Gramm
- Minimum zum Abnehmen 2 Gramm
- für Schwangere 3 Gramm
- fürs Anti-Aging 4 Gramm
- bei Krebskranken 5 Gramm
- bei Kraftsport 4 bis 6 Gramm
- bei niedrigem Serotonin-Spiegel 6 bis 10 Gramm

Mehr als 10 Gramm Fischöl täglich werden nicht empfohlen.

VITAMIN-K EINKAUFEN

Das »Super K Elite« der Firma »Life Extension» gilt derzeit als das Beste erhältliche Vitamin-K-Produkt. Ab 50 Jahren kannst du es ersetzen durch den »Once-dayly-Health-Booster« von der gleichen Firma, weil er den optimalen Vitamin-K-Mix zusammen mit anderen Anti-Aging-Stoffen kombiniert.
Die Zusammensetzung des optimalen Vitamin-K-Mixes wurde von 2019 auf 2020 verändert und an die neuen Forschungsergebnisse angepasst.

Erhöht wurde:
Vitamin K Phytonadion von 150 auf **200 mg**

Vitamin K2 Menachinon-4 von 100 auf **150 mg**

Vitamin K2 Menachinon-7 von 0,100 auf **0,181 mg**

Und hinzugefügt wurden:
Vitamin K2 (Menachinon-6) mit 0,011 mg

Vitamin K2 (Menachinon-9) mit 0,043 mg

Somit ist die ehemalige höchst-dosierte Vitamin-K-Versorgung von insgesamt 200 mg fast verdoppelt worden. Diese derzeitige höchst-dosierte Vitamin-K-Empfehlung solltest du auf keinen Fall erhöhen.

Andere Vitamin-K-Produkte von anderen Firmen sind preisgünstiger und ebenfalls wirksam.

Beachte dringend: !!!
Vitamin-K **verstärkt blutverdünnende Medikamente**.
Bei allen blutverdünnenden Medikamenten wie zum Beispiel Aspirin / ASS / Warfarin / Coumadin / Colfarit usw. ist es sicherer, wenn du nur die für Säuglinge vorgesehen Menge an Vitamin-K einnimmst: **45 Mikrogramm** pro Tag.

Und: !!!
Entsorge Aspirin aus deiner Hausapotheke, sobald du mit einer wirksamen und heilsamen Vitamin-K-Dosierung von mindestens 200 mg pro Tag beginnst.

Warum brauche ich Vitamin K?

Vitamin-K sorgt dafür, dass deine Arterien frei von Ablagerungen bleiben. Und bereits vorhandene Ablagerungen in deinen Adern kannst du beseitigen, indem du die richtige Menge an Vitamin-K einnimmst. Diese adern-reinigende Wirksamkeit wurde im Menschenversuch nachgewiesen bei einer dauerhaften Einnahme von täglich 200 Mikrogramm Vitamin-K. Somit schützt dich das Vitamin-K vor Schlaganfällen.

Vitamin K baut Arterienverkalkung ab und sorgt dafür, dass sich keine neuen Ablagerungen bilden.

Vom Vitamin K frei-geräumte Adern lassen den Blutdruck auf natürliche Weise sinken. Deswegen gehört Vitamin K gehört zusammen mit Vitamin D, Magnesium, Coenzym10, Fischöl und Vitamin C zu jeder Anti-Aging-Versorgung.

COENZYM 10 EINKAUFEN

- Sobald du dein 40. Lebensjahr erreicht hast, solltest du täglich **50 mg** Coenzym10 einnehmen.

- Sobald du dein 50. Lebensjahr erreicht hast, solltest du täglich **100 mg** Coenzym10 einnehmen.

- Falls du herzkrank bist und deswegen Statine einnimmst, solltest du die Menge an Coenzym10 mit PQQ verdoppeln auf **200 mg** pro Tag.

Coenzym10-Zugaben in Anti-Aging-Mitteln, die *unter* wirksamen Mengen liegen, sind werbewirksam auf der Verpackung, haben jedoch keinen ausreichenden Effekt. In deutschen Anti-Aging-Produkten findet man zumeist eine Coenzym10-Menge von 30 mg. Das ist für jedes Alter zu wenig.

Ich empfehle zum Beispiel dies hier:
Super Ubiquinol CoQ10 with BioPQQ®
Du findest es bei der Firma »Life Extension« in Europa und in den USA.

Preisgünstigere Coenzym10-Produkte findest du hier bei Direktimporteuren aus den USA, zum Beispiel bei »de.iherb.com" oder »pipingrock.com".

DHEA EINKAUFEN

Es ist in Europa verboten, DHEA außerhalb der EU einzukaufen. Es kann passieren, dass der Zoll deine Ware vernichtet und dir eine Strafe androht.
Falls du betroffen sein solltest: Wer in der Vergangenheit einen Bluttest vorlegen konnte, der einen DHEA-Mangel aufzeigte, kam straffrei davon.

Der **sichere Weg** für deine DHEA-Bestellung ist innerhalb der EU, zum Beispiel bei "vitamarket.net" oder bei »bono.de«.

Preisgünstigere DHEA-Produkte findest du hier bei Direktimporteuren aus den USA, zum Beispiel bei »de.iherb.com" oder »pipingrock.com".

Falls dir eine Online-Bestellung zu umständlich sein sollte:
Du bekommst DHEA in jeder deutschen Apotheke. Dafür kannst du dir von deinem Hausarzt ein Privatrezept ausstellen lassen. Es kostet auf diesem Weg circa 70.- Euro für 180 Stück.

PREGNENOLON EINKAUFEN

Es ist in Europa verboten, Pregnenolon außerhalb der EU einzukaufen. Schlimmstenfalls kann es dir passieren, dass der Zoll deine Ware vernichtet.

Der sicherere Weg für deine Pregnenolon-Bestellung ist innerhalb der EU, zum Beispiel hier: »vitamarket.net"

Preisgünstigere Pegnenolon-Produkte findest bei Direktimporteuren aus den USA, zum Beispiel bei »de.iherb.com" oder »pipingrock.com".

MELATONIN EINKAUFEN

Innerhalb von Europa bieten die meisten Firmen Melatonin in zu geringer Dosierung an: 0,5 mg oder 1 mg ist zu wenig für Menschen ab 40 Jahren. Trotzdem findet man innerhalb der Eu auch Melatonin mit 3 mg zu bestellen, zum Beispiel hier: »vitamarket.net"
Sehr preisgünstig ist Melatonin, wenn es aus den USA importiert wird, zum Beispiel hier: »pipingrock.com"

KURKUMA EINKAUFEN

Innerhalb der EU gibt es Kurkuma, zum Beispiel hier: »vitamarket.net"
Als liposomale Tropfen besonders gut absorbierbar und in Deutschland hergestellt, zum Beispiel hier: »livamina.com/de"

Preisgünstigere Kurkuma-Produkte findest du hier bei Direktimporteuren aus den USA, zum Beispiel bei »de.iherb.com" oder »pipingrock.com".

Kurkuma als Gewürz hat leider nicht die erhofften Anti-Aging-Eigenschaften, egal wie viel man davon auch essen mag. Es wirkt bedauerlicherweise nur in verarbeiteter Form als Nahrungsergänzungsmittel.

WARUM BEZAHLT MEINE KRANKENKASSE DIE VITAMINE NICHT?

Kaum zu glauben, aber wahr:In Deutschland ist die Vitamin-Versorgung reine Privatsache. Ein gewöhnlicher Vitamin-Mangel wird vom Kassenarzt nicht diagnostiziert. Vitamin-Mangel darf vom Kassenarzt erst dann behandelt werden, wenn er über einen Bluttest nachgewiesen worden ist. Und ein Bluttest wird erst dann angeordnet, wenn beispielsweise die Wirbelsäule wegen Vitamin-D-Mangel gebrochen ist.
Das Gesetz schreibt vor: Eine Krankenkasse darf keine Vorsorge finanzieren.

Eine Krankenkasse darf ausschließlich Geld für die Behandlung von Krankheiten ausgeben.

Also halte dich nicht damit auf, von deinem Hausarzt eine Vorsorgeleistung für deine Gesundheit zu erwarten. Kümmere dich einfach selbst darum.

WAS SAGT DIE LANGLEBIGKEITS-FORSCHUNG?

Die ältesten Menschen wurden weltweit studiert und man hat versucht, Gemeinsamkeiten zu entdecken, um daraus allgemeine Zusammenhänge zu entdecken zwischen der Lebensweise und der Lebenserwartung. Die derzeitigen Ergebnisse besagen:

- In Bulgarien werden 30 % mehr Menschen über 100 Jahre alt als in den Nachbarländern. Lange Zeit dachte man, das Trinken von Kefir sei die Ursache. Jetzt weiß man es besser: Die alten Bulgaren trockneten jeden Herbst dünne Pilzscheiben in der Sonne mit den Lamellen nach oben liegend. Jeden Winter haben sie diese Vitamin-D-Pilze gegessen. Eine wichtige Ursache für ein langes Leben ist also ein konstant hoher Vitamin-D-Spiegel im Blut.
- Die Langlebigkeit von Japanern auf einer von Sango-Korallen umgebenen Insel erklärt sich durch den hohen Magnesium-Gehalt in ihrem Trinkwasser.
- Die Langlebigkeit der bäuerlich lebenden Mittelmeer-Bewohner erklärt sich durch die „mediterrane Ernährungsweise". Man glaubt die Ursache sind frischen Kräuter, Gemüse und Obst, natives hochwertiges Öl und Schafs- und Ziegenmilch-Käse.
- Körperliche Aktivität scheint wichtig zu sein. Moderat und regelmäßig ist die aktuelle Empfehlung.
- Eingebunden-sein in eine Gemeinschaft scheint wichtig zu sein. Gute soziale Kontakte sind die aktuelle Empfehlung.
- Ausreichend Schlaf scheint wichtig zu sein. Mindestens 8 Stunden pro Nacht ist die aktuelle Empfehlung.
- Nach etwa 12 Stunden ohne Essen beginnt der Körper mit seinem Anti-Aging-Reparatur-Prozess. Mehr als 18 Stunden ohne Essen zu bleiben ist schädlich, denn dann beginnt der Körper damit, Muskelmasse abzubauen. Wer seine Essenszeiten nach diesem Zeitfenster ausrichtet, kann seinem Körper täglich eine Stunde bis zu 6 Stunden Zeit für „Reparaturen" geben. Beispiel: Wenn du um 7

Uhr frühstückst, solltest du dein Abendessen um 18 Uhr beendet haben. Oder: Wenn du bis 20 Uhr mit dem Abendessen fertig bist, solltest du am nächsten Morgen frühestens um 9 Uhr frühstücken. Das Abendessen klein zu halten, früh zu legen oder ganz weg zu lassen, hat einen echten Anti-Aging-Effekt für das Gehirn. Bei leerem Magen wird nachts viel Blut ins Gehirn geschickt, um dort - bildlich gesprochen - „Müll aufzuräumen".

- Obst kann schädlich sein. Bei mehr 1 Apfel oder 1 Birne oder eine hand-voll Trauben, denn ab 35 mg Fruchtzucker pro Tag wird das Gehirn geschädigt. Ab 50 mg Fruchtzucker pro Tag verfettet die Leber und das Gicht- und Diabetes-Risiko steigt. Fruchtsäfte und Smoothies solltest du deswegen strikt aus deinem Haushalt verbannen. Normaler Zucker ist zwar auch nicht optimal, aber deutlich weniger schädlich als Fruchtzucker.
- Ein niedriger Blutdruck verlängert das Leben. Der Idealwert beträgt 115/75.
- Täglich mindestens 500 mg Magnesium senken den Blutdruck.
- Täglich 1000 mg Magnesium senken den Blutdruck und erhöhen die Wirksamkeit von blutdruck-senkenen Medikamenten.
- Täglich 100 ml Rote-Beete-Saft genügen, um den systolischen Blutdruck deutlich zu senken.
- Täglich 4 Knoblauchzehen senken den Blutdruck.
- Täglich 2 g Fischöl reduzieren den systolischen Blutdruck.
- Täglich 3-4 g Fischöl reduzieren den Blutdruck.

Wissenschaftler glauben, dass ursächlich die unterschwelligen chronischen kleinen Entzündungen im gesamten Körper der gemeinsamer Nenner aller altersbezogenen Krankheiten sind, wie z.B. Krebs, Herz-Erkrankungen, Diabetes. Deswegen raten sie dazu, alle verfügbaren Maßnahmen zu ergreifen, um die Entzündungswerte im Blut so gering wie möglich zu halten. Die derzeit bekannten Maßnahmen dafür sind:

- optimaler Vitamin-D-Spiegel
- tägliches Zähneputzen einschließlich der Verwendung von Zahnseide und jedes halbe Jahr eine professionelle Zahnreinigung
- Fischöl-Einnahme mit mindestens zwei Gramm pro Tag
- Kurkuma, Ingwer, Knoblauch, Zwiebeln
- Coenzym10

WARUM KENNT MEIN HAUSARZT KEINE ANTI-AGING-MÖGLICHKEITEN?

Die Ergebnisse der weltweiten Anti-Aging-Studien sind Ärzten in der Regel nicht bekannt, weil sie für die Behandlung Krankheiten ausgebildet wurden. Krankheitsvermeidende Vorsorge ist reine Privatsache. Vitamin-Mangel wird vom Kassenarzt nicht diagnostiziert. Vitamin-Mangel darf vom Kassenarzt nicht behandelt werden, denn das Gesetz schreibt vor: Eine Krankenkasse darf keine Vorsorge finanzieren. Eine Krankenkasse darf ausschließlich Geld für die Behandlung von Krankheiten ausgeben.

Es gibt Ärzte, die Anti-Aging-Beratung für Selbstzahler anbieten.
Dort gibst du umfangreiche Bluttests in Auftrag, für etwa 250.- bis 500.- Euro.
Deine Einnahme-Liste nach dem Bluttest wird den allgemeinen Empfehlungen hier ähneln und wäre eigentlich der Königsweg fürs Anti-Aging. In der Regel sind nur Berufs-Sportler Stammkunden für Bluttests, weil sie ohne eine perfekte Nahrungsergänzung keine Höchstleistungen erzielen können. Für den durchschnittlichen Menschen ist ein durchschnittlicher Vitamin-Cocktail – wie hier in diesem Buch beschrieben – eine wunderbare Möglichkeit, mit wenig Aufwand viel Gesundheit zu erhalten.

Falls du sagst: „Die Alten vor uns hatten das doch auch alles nicht."
Ja, das stimmt.

Falls du dich dazu entscheidest, wie die Alten vor uns auf all diese „kleinen Helferlein" der modernen Medizin zu verzichten, wirst du vermutlich leider auch von all den schrecklichen Leiden wie die Alten vor uns geplagt werden.

Dir das zu ersparen …
dafür habe ich dieses Buch geschrieben. Nutze es !

Gefährliche Medikamente vom Arzt verschrieben?

Medikamente, die frei verkäuflich sind, sind zum Teil gefährlich für den Verbraucher. Teilweise werden auch gefährliche Medikamente vom Arzt verschrieben, auch, weil er glaubt, dass der Patient nicht gerne ohne Rezept nach Hause geschickt werden möchte. Das dramatische an dieser Situation ist, dass manche Medikamente, die gegen „kleine Zipperlein" helfen sollen, in der Folge schlimme Erkrankungen verursachen können.

Beispiel 1:
Menschen mit unerkannter Schilddrüsen-Unterfunktion bekommen oft Sodbrennen und nehmen Tabletten dagegen. Diese Tabletten beinhalten „Aluminium-Hydroxid", das Alzheimer verursacht. Wer Sodbrennen hat, braucht einen Internisten, der die Schilddrüse untersucht. Vielleicht fehlen nur ein bisschen Jod, Selen und Eisen im Körper, und schon ist alles wieder in Ordnung.

Beispiel 2:
Magensäure-Blocker, die gegen Magenschmerzen helfen sollen, verursachen eine Schilddrüsen-Unterfunktion, was später zu Übergewicht und Gallensteinen führt. Ich finde es besser, wenn ich meine Magenschmerzen mal für ein paar Tage lang ertrage. Meistens sind sie danach sowieso von alleine wieder weg.
Und wenn's doch zu schlimm ist, reicht es aus, einen halben Teelöffel Natron in ein Wasserglas zu rühren. Das neutralisiert die überschüssige Magensäure ohne Nebenwirkungen. Seit ich Vitamin-D und Magnesium einnehme, habe ich jedoch keine Magenschmerzen mehr bekommen.

Beispiel 3:
Die neue Antibaby-Pille »Jasminelle« ist gefährlicher als ihre Vorgänger. Trotzdem wurde sie jungen Frauen empfohlen und verschrieben. Das Thrombose-Risiko liegt auch bei den anderen Pillen der neuen Generation deutlich höher. Lange wurde davor auf den Beipackzetteln nicht gewarnt. Tausende Frauen erlitten Lungenembolien und Schlaganfälle. In den USA hat Bayer sich außergerichtlich geeinigt und 2,1 Milliarden US-Dollar Entschädigung gezahlt. Opfer in Deutschland gehen bislang leer aus.

NACHWORT

Ich wünsche dir großartige Erfolge mit diesen Informationen, die ich über Jahre hinweg gesammelt, systematisch geordnet und für dich aufgeschrieben habe.

Bitte schreibe mir, ob dein Leben sich verbessert hat durch dieses Buch.
Gerne beantworte ich auch weitere Fragen zum Thema.
Kontaktiere mich über meine Homepage:
www.kathrindreusickebooks.com

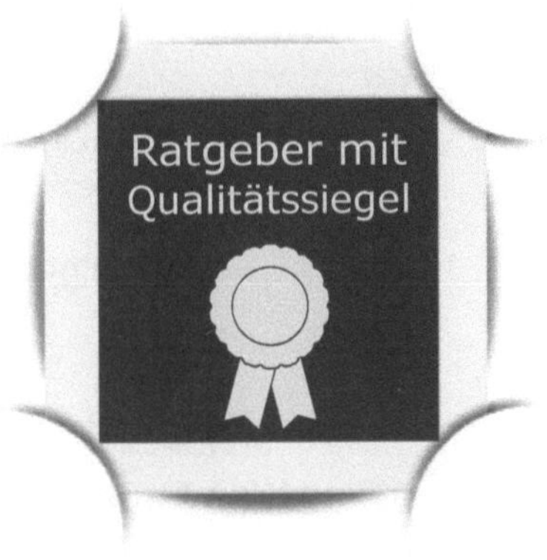

Hinweis
Die hier dargestellten Inhalte dienen ausschließlich zur Information. Die Ratschläge und Informationen im Buch wurden vom Autoren und Verlag nach bestem Wissen und Gewissen erarbeitet und sorgfältig geprüft. Sie bieten jedoch keinen Ersatz für kompetenten medizinischen Rat. Jede Leserin und Leser ist für sein eigenes Handeln selbst verantwortlich. Alle Angaben in diesem Buch erfolgen daher ohne jegliche Gewährleistung oder Garantie seitens des Autors und des Verlages. Eine Haftung des Autors bzw. des Verlages und seiner Beauftragten für Personen-, Sach- und Vermögensschäden ist ausgeschlossen.

Urheberrecht
Die Verwendung der Texte und Bilder, auch auszugsweise, ist ohne Zustimmung des Verlages urheberrechtswidrig, unzulässig und strafbar. Das gilt auch für die Vervielfältigung, Übersetzungen, Mikroverfilmungen, die Einspeicherung und Verbreitung in elektronischen Medien oder Systemen.

Weitere Ratgeber aus der Buchreihe »Selbst Behandeln« findest du hier:

www.kathrindreusickebooks.com/gesundheitsratgeber

Impressum

© 2024 Kathrin Dreusicke
Alle Rechte vorbehalten.
Verlag:
BoD · Books on Demand GmbH, In de Tarpen 42, 22848 Norderstedt,
bod@bod.de
Druck:
Libri Plureos GmbH, Friedensallee 273, 22763 Hamburg

ISBN: 978-3-7597-9621-9

Bibliografische Information der Deutschen Nationalbibliothek: Die Deutsche Nationalbibliothek verzeichnet diese Publikation in der Deutschen Nationalbibliografie; detaillierte bibliografische Daten sind im Internet über dnb.dnb.de abrufbar.